寝ながら1分！

ねこ背がス――ッと伸びる本

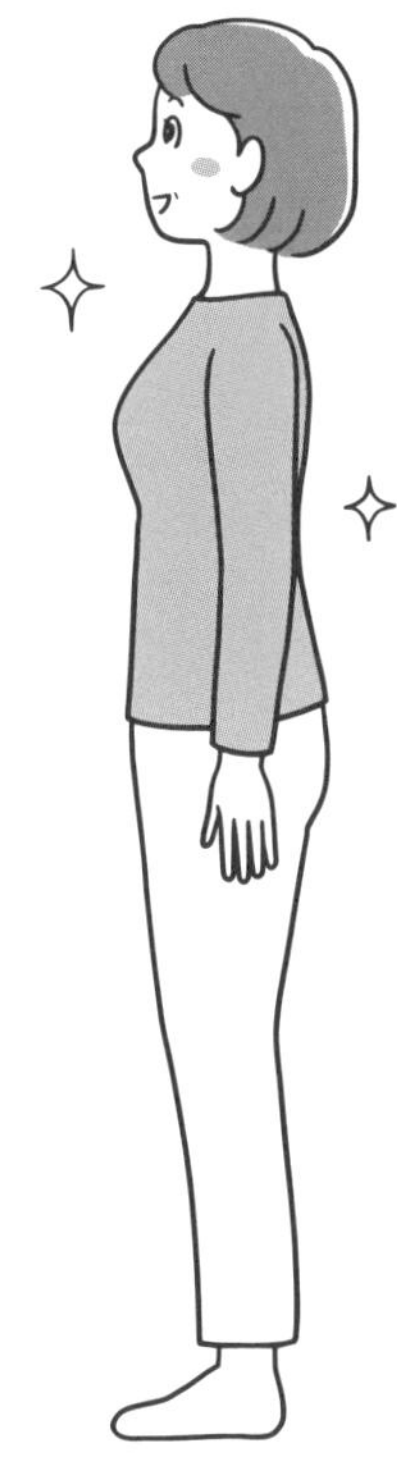

白井天道（しらいてんどう）

西住之江整体院院長

はじめに

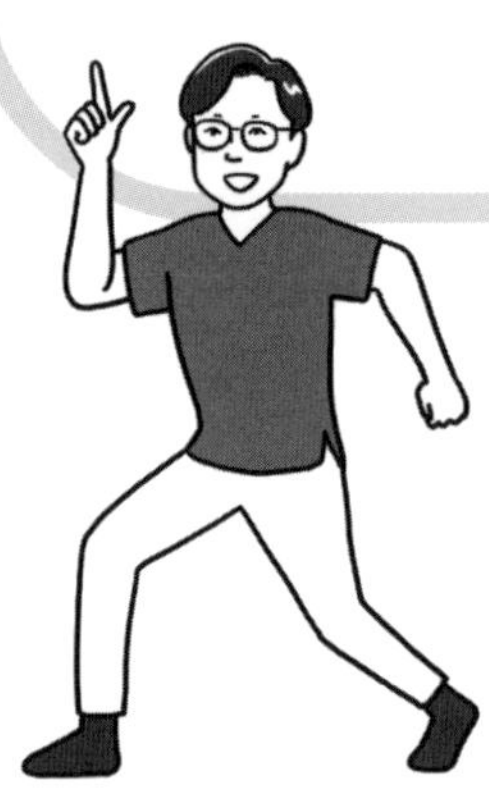

こんにちは。大阪市で西住之江整体院を開業している院長の白井天道です。

当院は地域で唯一の脊柱管狭窄症、腰椎すべり症の専門院として、多くの患者さんに施術を行っています（脊柱管狭窄症は背骨にある神経の通り道である「脊柱管」が狭くなることで、腰椎すべり症は腰の骨の位置がずれてしまうことで、痛みが出る障害です）。

患者さんたちはみなさん、つらい腰痛や足のシビレに悩まされ、当院を訪ねていらっしゃいます。なかには、痛みで２００ｍしか歩けなかった患者さんもいます。70代のその方は「痛みを解消するには手術しかない」と言われていたのですが、施術を受けて、自宅でもお教えした体操を続けられた結果、なんと６㎞も歩けるようになりました。

私の施術は症状を抑えるだけの対症療法ではなく、痛みやシビレの根本的な原因にアプローチして症状を緩和していく方法です。当院の施術で腰痛やシビレが改善した患者さんはのべ10万人にも及びます。

というと、こんな疑問を持つ方もいるかもしれません。

「ねこ背を治す本なのに、なぜ、脊柱管狭窄症専門院の院長が⁉」

みなさん、ねこ背と脊柱管狭窄症とは無関係だと思っていませんか？

それは間違いです。

脊柱管狭窄症や腰椎すべり症で、私が施術した人たちのほとんどはねこ背でした。

ねこ背が原因で脊柱管狭窄症やすべり症になった人、脊柱管狭窄症やすべり症が原因でねこ背になった人、とにかく〝もれなく〟と言ってもいいくらい、患者さんたちはねこ背を併発していました。

ねこ背の人は、脊柱管狭窄症やすべり症の予備軍ともいえるかもしれません。

また、ねこ背は頭痛や胃腸の不調、頑固な肩こりや腰痛とも関係があります。ねこ背はそのままにしておくと、体のあちこちに不快な症状となって現れてきます。

ですから、ねこ背を甘くみたり、放っておいたりしてはいけません。

「ねこ背かも……」と思ったら、早めに矯正したほうがいいのです。

みなさん、**年をとってからのねこ背はなかなか治らない**と思っていませんか？

丸まった背中は、骨から変形していてまっすぐに戻すのは大変……と思いますか？

そんなことはありません。本書で紹介しているストレッチは、硬くなった筋肉をゆるめ、血行をよくし、結果、徐々に丸まった背骨部分さえも治していくものです。これを続ければ、**丸まった背中も矯正**できます。しかも、**どの体操も寝ながら（あるいは座りながら）たったの1分、1カ月ほど**でいいのです。

用意するのはタオルやペットボトルだけ。誰でも、高齢者でもできるカンタンなストレッチです。

ねこ背が治ると見た目が変わります。背中が丸まっていると元気がなく、老けて見えるものです。またいつもうつむいた状態で生活していると、脳が「落ち込んだ状態」ととらえてしまい、ネガティブ思考になる可能性があります。それが、背筋がスーッと伸びると10歳は若く見えるようになり、気持ちも前向きに変わるはずです。

さらに本書では、ねこ背が原因の**腰痛や足のシビレを改善するストレッチ**も紹介しています。先ほどお話ししたように、のべ10万人もの患者さんの痛みやシビレを改善してきた実績があります。患者さんには整体院で施術するだけでなく、痛みの予防のために自宅でできるストレッチをお教えしています。それが、実はねこ背が原因のつらい症状にも有効なのです。

ですから、今、痛みやシビレに苦しんでいても、このストレッチを続ければ緩和すると信じて行ってください。

さて、**「ねこ背」とひと言でいっても、実は3タイプ**あります。

背中が丸くなった背中ねこ背、スマホの見過ぎなどが原因の首ねこ背、高齢者に多い、腰が曲がった腰ねこ背です。それぞれのタイプに応じた矯正法があります。

まず、自分がどのタイプかをチェックしましょう。そして、タイプに応じたストレッチをしてください。

そもそも、**ねこ背になる根本原因**は、何でしょう？

それは立ったり、座ったり、またスマホを見たりするときの姿勢の悪さです。ストレッチでねこ背が治ってきても、悪い姿勢を続けていては再発してしまいます。日常生活で気をつけてほしい姿勢についても記しておきました。その中には、だらんとした姿勢やゴロンと寝転んだほうがよいなど、ちょっと意外なアドバイスもあります。

今回、みなさんを代表して3タイプ別のストレッチをするのは、猫田さん一家です。みなさんも猫田さん一家と一緒に体を伸ばしてください。

ストレッチで丸くなった背中を伸ばせば、見た目も若々しく、健やかではつらつとした毎日が過ごせるようになるはずです。

登場人物の紹介

大阪市の西住之江整体院の院長、白井天道です。患者さんからは「てんどう先生」と呼ばれています。本書では、ねこ背の「猫田さん一家」とともに、読者のみなさんにわかりやすく、ねこ背がスーッと伸びる方法、ねこ背に特有の腰痛、足のシビレの解消法もお伝えしていきます！
ねこ背のことならお任せ！

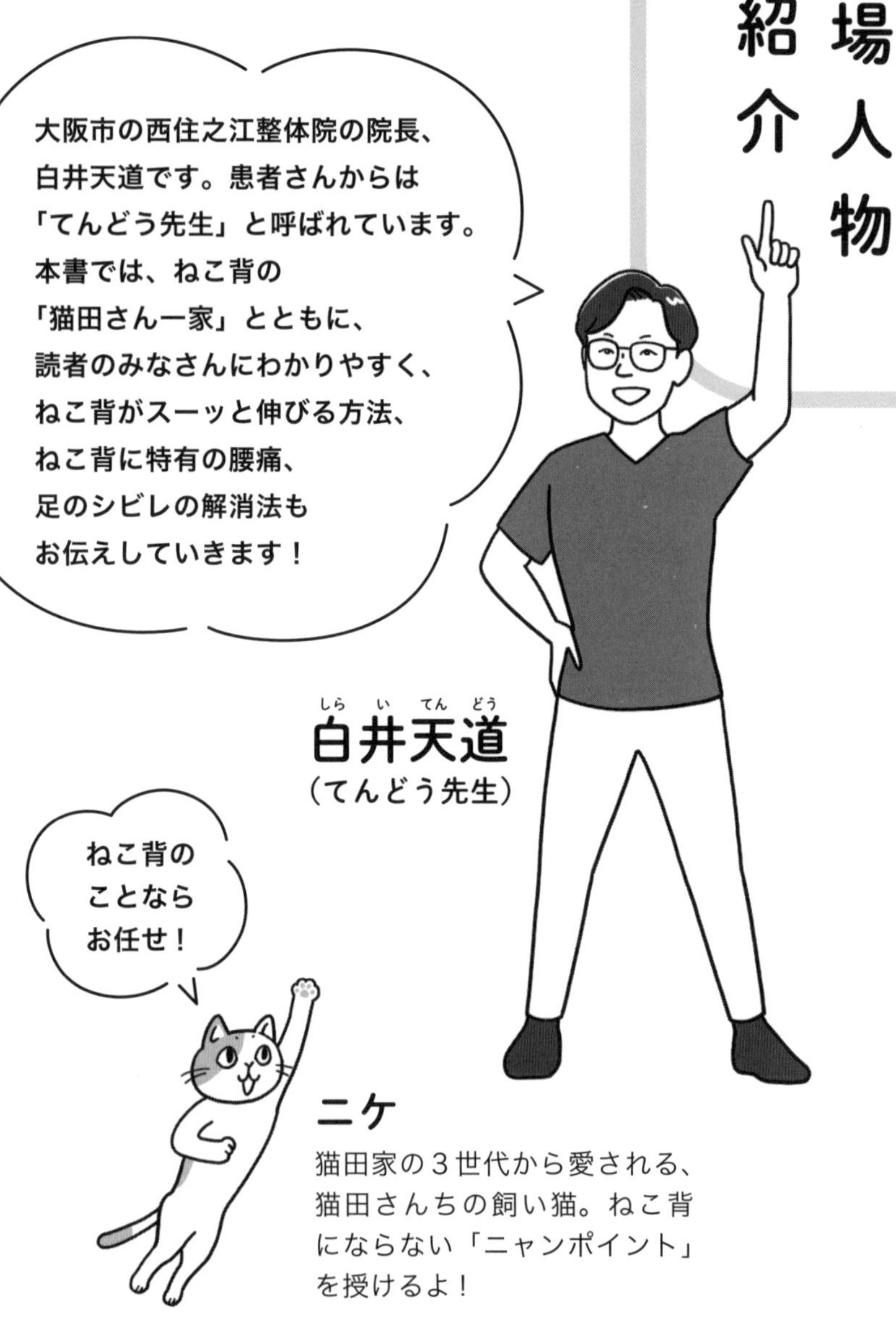

白井天道（しらいてんどう）
（てんどう先生）

ニケ

猫田家の３世代から愛される、猫田さんちの飼い猫。ねこ背にならない「ニャンポイント」を授けるよ！

「ねこ背」でお悩みの猫田さん一家

首ねこ背タイプ

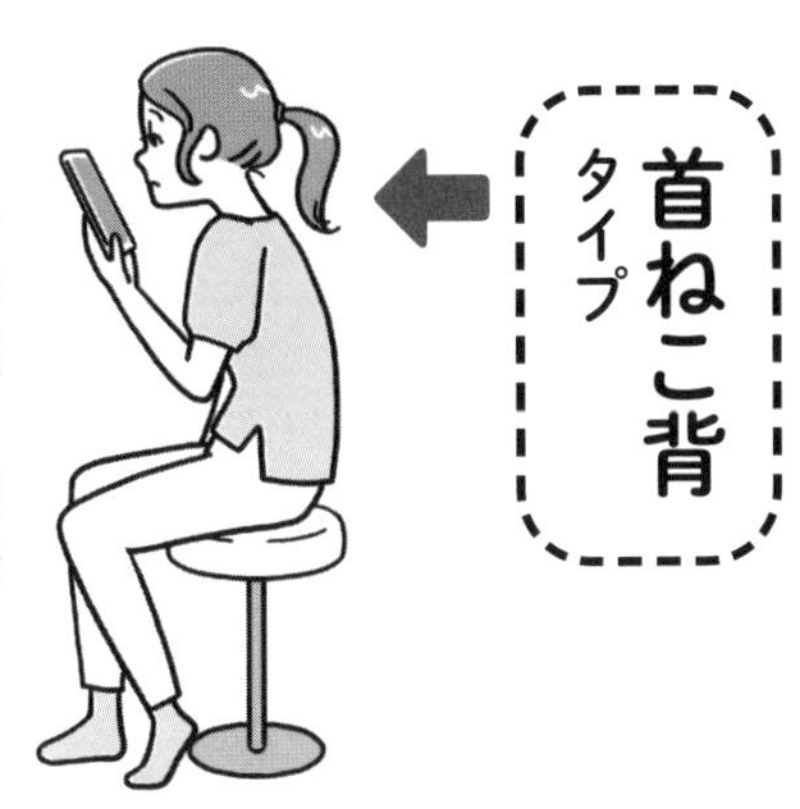

猫田首里（ねこたしゅり）

メーカーの宣伝部に勤める30代。仕事でノートパソコン、趣味でスマホを頻用し、首こり、肩こり、ストレートネックに悩む。スマホで映画やドラマ配信を見るのが、癒しのひととき。

背中ねこ背タイプ

猫田せな美（ねこたせなみ）

首里の母。不動産会社の人事・総務部に勤める50代。ある日、鏡に映った自分の姿を見て、「いつの間に、こんなに背中が丸まってたの!?」と驚く。腰痛、肩こりの悩みも抱える。

腰ねこ背タイプ

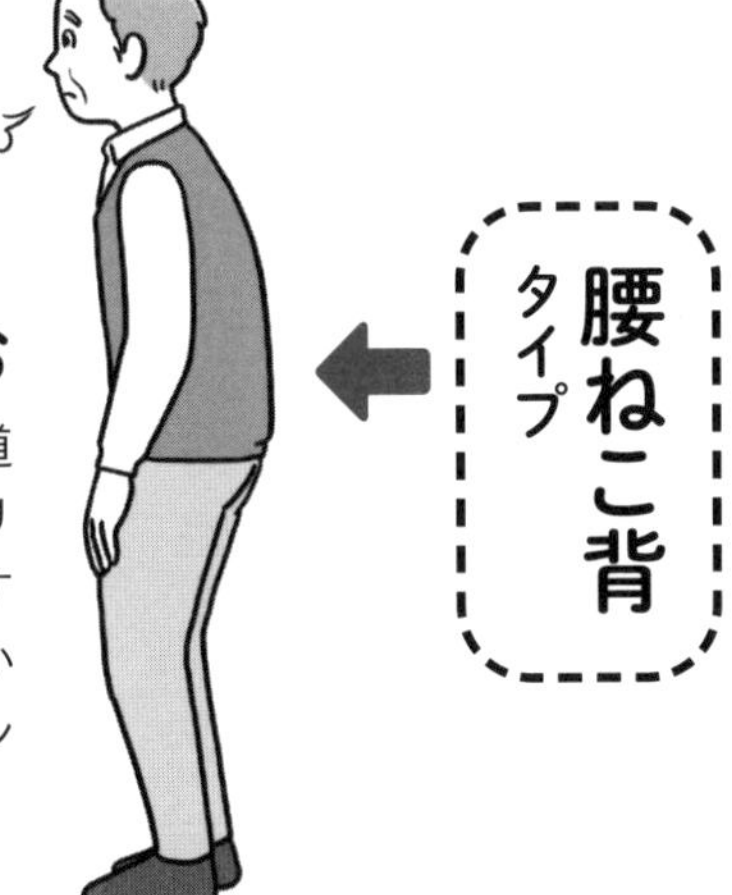

猫田こしお（ねこたこしお）

首里の祖父。せな美の義父。鉄道会社の運転士を務めていたが、リタイア後は、農園で土いじりをするのが趣味の70代。現役時代から腰痛に悩まされ、今では足のシビレも感じるように。

目次

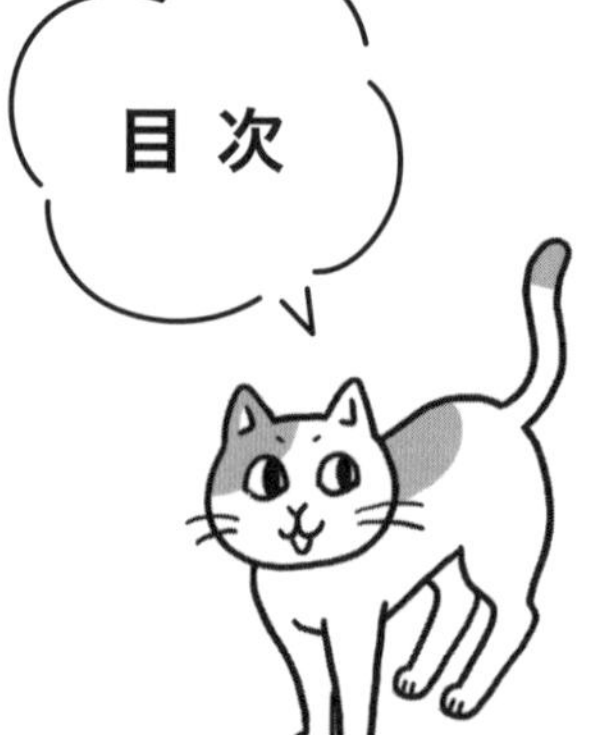

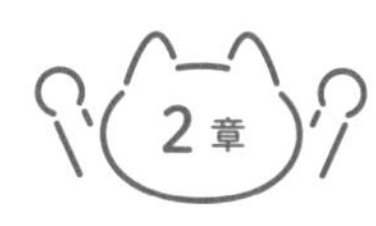

寝ながら・座りながらでも効果抜群！ねこ背を治す最強ストレッチ……41

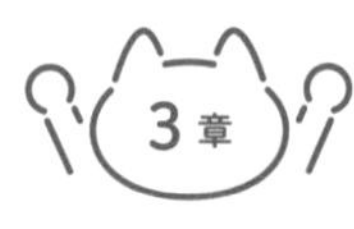

ラク～にできて体のゆがみを解消！ バランス調整ストレッチ……79

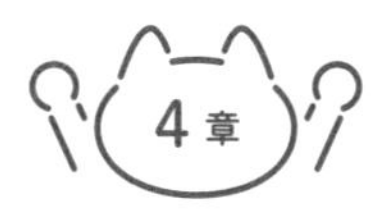

つらい腰痛と足のシビレをスーッと解消！　3つの簡単ストレッチ……95

5章

いくつになっても「背筋をシャン！」と若さを保つ健康習慣

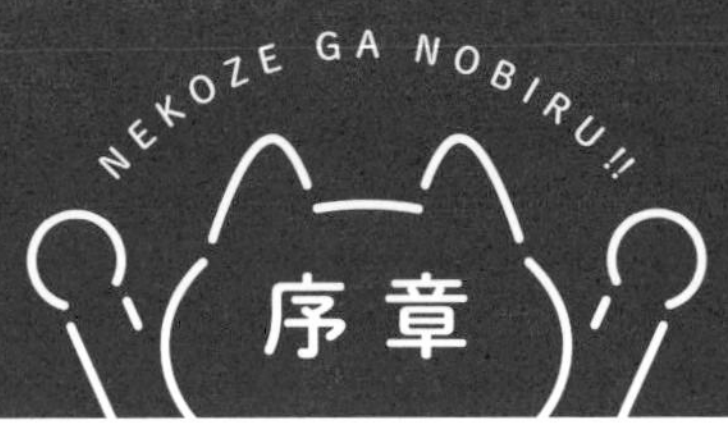

ねこ背は 頭痛、 脊柱管狭窄症 から 胃腸の不調 まで引き起こす！

ねこ背の原因→ P16

ねこ背の症状→ P22

ねこ背は3タイプ、放っておくと見た目も体も老けてしまう

道を歩いているとき、ショーウィンドーに映った自分の姿を見てドキッとしたことはありませんか？

首が少し前に出て、背中が丸くなって、なんだか老けて見える……。

典型的なねこ背の姿勢です。ねこ背は見た目の年齢をグッと老けさせてしまいます。反対に背筋が伸びた姿勢は、実年齢より若く見せてくれるはずです。しかし、ねこ背は見た目を老けさせるだけではありません。

肩こり、頭痛、自律神経失調症、消化不良といった体調不良の原因にもなるのです。単に見た目が悪くなるばかりか、ねこ背を放っておくと体まで老け込んでしまいかねません。

みなさんは、ねこ背というと背中が丸くなっているイメージをお持ちだと思いますが、実は**ねこ背には3タイプある**のをご存じでしょうか？

❶首ねこ背

❷背中ねこ背
❸腰ねこ背

❷の背中が丸まる背中ねこ背、❸の腰から曲がった腰ねこ背——この2つのタイプはイメージしやすいと思います。

しかし、**❶の首ねこ背**というと、「首が丸くなってるの？」と思う方がいるかもしれません。これは首が丸くなっているのではなく、まっすぐになっているのです。

いわゆる「ストレートネック」という症状です。ちょっと意外だったでしょうか？

首がまっすぐ前に出て、首のつけ根から曲がっているタイプです（17ページ図）。

「背中」とひと言でいっても、その範囲は首のつけ根から腰まで。ですから、首がまっすぐで首のつけ根が曲がっているのも、ねこ背の一種〝首ねこ背〟なのです。

なかには、首ねこ背と背中ねこ背を併発している人もいます。

自分がどのタイプかは、簡単に寝ながらわかる診断方法を1章で紹介していますので、チェックしてみてください。

この章では、**なぜ、ねこ背になるのか、その理由**をお話ししましょう。

すべてのねこ背は、座っているときの姿勢が原因

最初に、3タイプのねこ背になる原因は、「座っているときの姿勢」と言っておきます。

❶首ねこ背になる理由

まず**首ねこ背**です。座ってスマホを操作しているとき、デスクワークでパソコンに向かっているとき、自分の目線がどこを向いているか、チェックしてみてください。目線をずっと下に向けて、スマホやパソコンの画面を見続けていませんか？

そのとき、座っている姿勢はどうでしょう？

うつむいてずっと下を向いているはずです。当然、首も下を向いているはずです。

本来、首はゆるやかにカーブして頭の重さ（体重の約10％、ボウリングの球と同じくらい）を支えています。ところが、**毎日の生活でうつむいて、下を向いている時間が長く続き、それが習慣化すると頸椎（けいつい）がまっすぐに**なり、カーブがなくなってしまうのです。これが、ストレートネックです。そうなると首のつけ根が曲がっていきます。これが首ねこ背です。**「ストレートネック＝首ねこ背」**と思っていただいていいでしょう。

❷背中ねこ背になる理由

背中ねこ背は背中が丸まっている姿勢が特徴です。背中を丸めて座っている姿勢が原因になります。

椅子でもソファでも、床に直に座っている姿勢でも同じなのですが、テレビを見たり、新聞や本や雑誌などを読んだりしていると目線が下がって、だんだん背中が丸まってくると思います。それに背筋を伸ばした姿勢より、背中を丸めた姿勢のほうがラクということもあるでしょう。

首にカーブがある「正常な状態」と「ストレートネック」

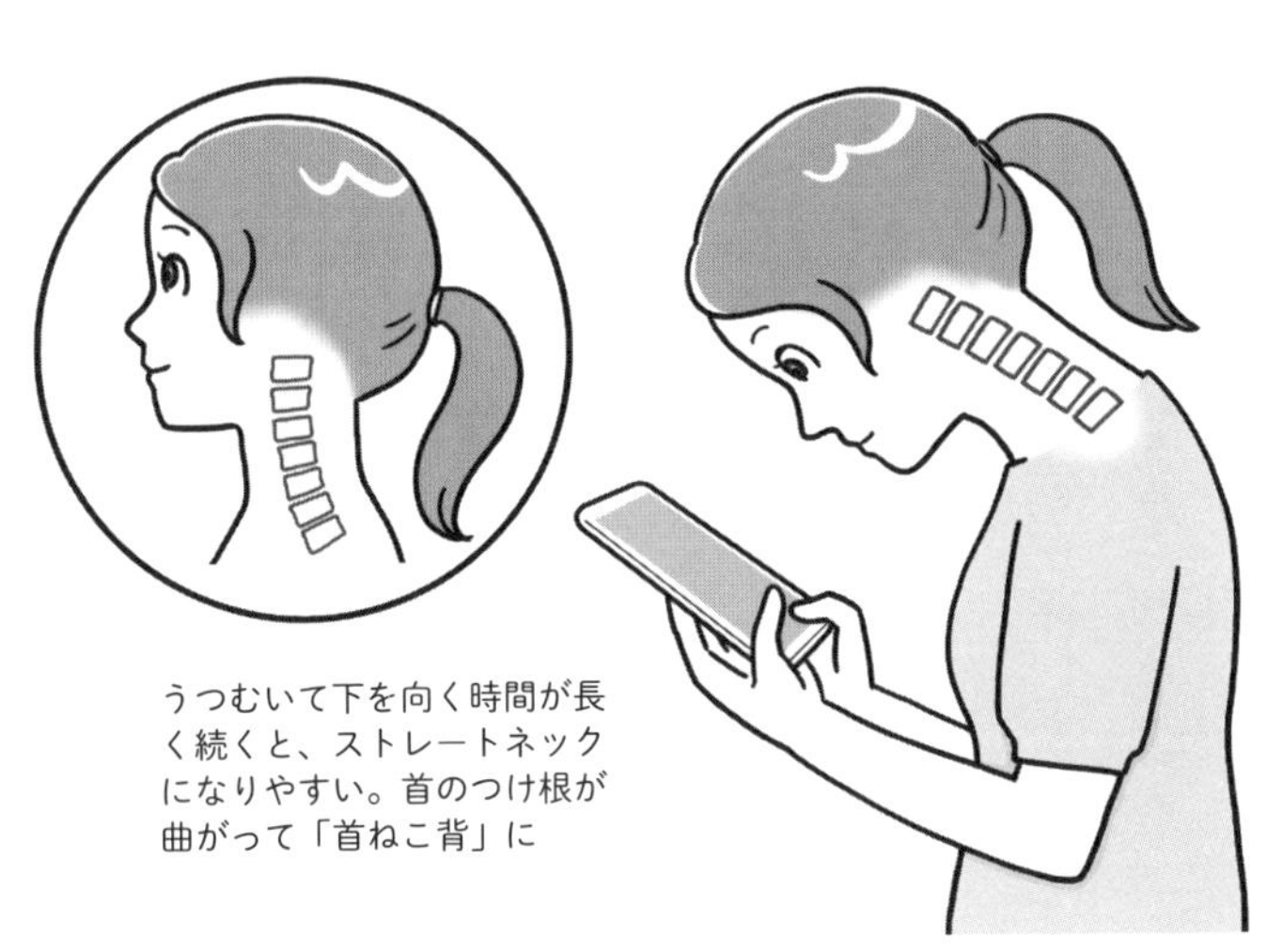

うつむいて下を向く時間が長く続くと、ストレートネックになりやすい。首のつけ根が曲がって「首ねこ背」に

その姿勢は肩甲骨のもう少し下、一番丸まりやすい胸椎（きょうつい）を丸めている姿勢です。**胸椎は頸椎から腰椎（ようつい）までの間にあり、少し弯曲しているのですが、この姿勢を続けているとその弯曲が大きくなってしまう**のです。そこで背中が丸まるというわけです。

また、背中が丸まっている人は立ち上がったとき、体をまっすぐにしようとして腰を反らす姿勢を自然に取ってしまいがちです。背中ねこ背では、必要以上に胸を張り、腰を反らした**「反り腰」**になっている人が多くみられます。

さらに、背中ねこ背の原因には、また別のパターンがあります。

女性の場合は、**若いときに日常的にハイヒールを履いていた人が背中ねこ背**になりやすいのです。ハイヒールを履いて歩くと、腰がグッと反ります。体の重心が前に移動するので、倒れないように上半身をうしろに反らそうとするからです。前に倒れて、うしろに反らして……そんな姿勢のバランスをとろうとして背中が丸くなっていく傾向があります。

中高年になってハイヒールを履かなくなっても、若いときのクセで腰を反らせてしまう、そして背中が丸くなっていくという人もいます。

このように反り腰やハイヒールも原因になりますが、ほとんどは**座っているときに背中を丸めた姿勢でいることが背中ねこ背になる原因**です。

「反り腰」と「背中ねこ背」

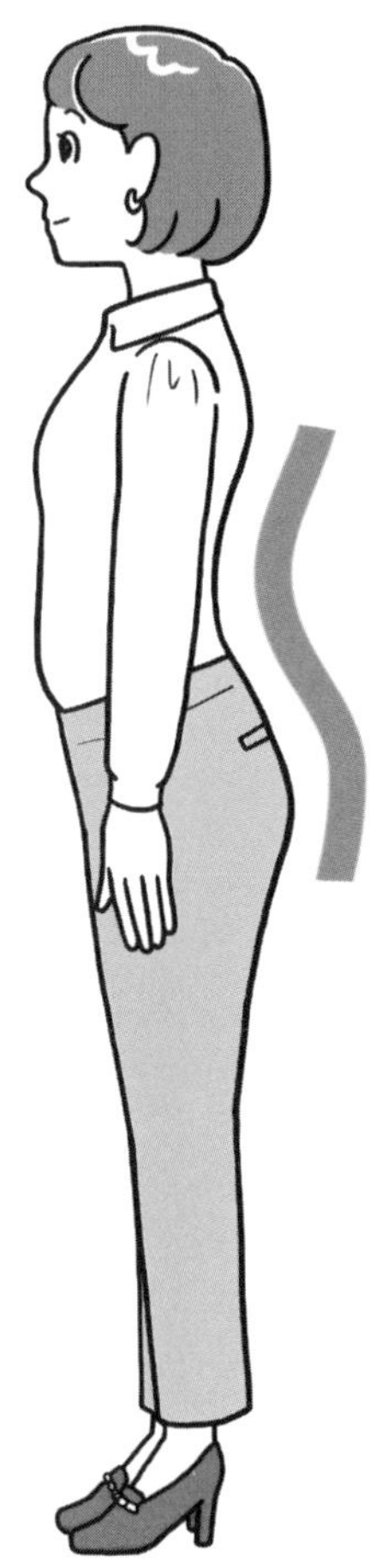

腰がグッと反った
「反り腰」の状態

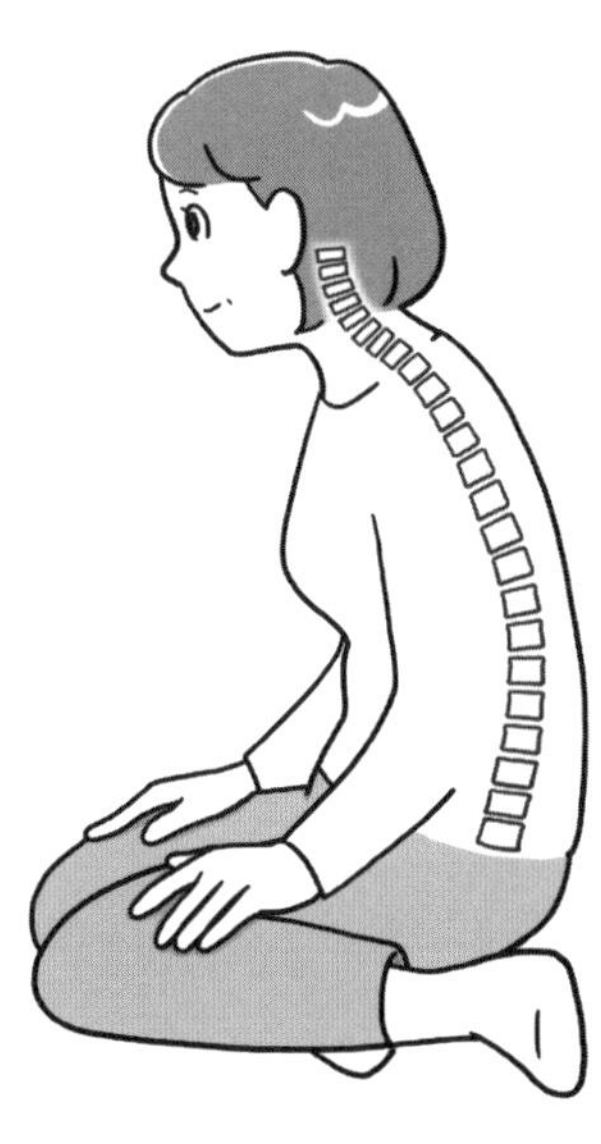

背中を丸めて座っていると
「背中ねこ背」になりやすい

高齢になるにしたがって、腰の曲がった「腰ねこ背」になっていく

❸腰ねこ背になる理由

続いて、**腰ねこ背も腰を丸めて座る姿勢が大きな原因**です。特に椅子やソファに浅く座る人がなりやすいといえます。浅く座るというのは椅子やソファの奥までお尻を詰めずに、だいぶ手前の位置におろして腰を丸めて座るという姿勢です。

また、農作業のようにずっと腰を曲げて作業する仕事に就いている人も、腰ねこ背になりやすいようです。

高齢になればなるほど、腰ねこ背になる人が増えていきます。これは二足歩行と関係があります。みなさん、当然のように思っているかもしれませんが、人間の二足歩行はすごいことなのです。ヒトは生まれていきなり二足歩行できるわけではなく、赤ちゃんのハイハイから徐々に立てるようになり、そして両足で体を支え、歩けるようになっていきます。

二足歩行できるのは人間だけです。

実は、**二足歩行は体に負担がかかる大きな動作**なのです。**その負担は、主に腰椎**にかかります。二足歩行を始めてから腰椎に負担はかかり続け、年を取るにしたがい、その負担は大きくなります。そして老化により、腰を伸ばせなくなっていく――その結果、腰ねこ背になる人が増えていくのです

❷の背中ねこ背で反り腰の人でも、80歳、90歳と老化が進むと、腰を反って背中を伸ばしきれなくなり、腰から丸まってくることは珍しくありません。**背中ねこ背の人も、高齢になれば腰ねこ背になる可能性**は十分にあるといえます。

腰ねこ背は年を取れば、誰もがなりうる老化現象といえるかもしれません。

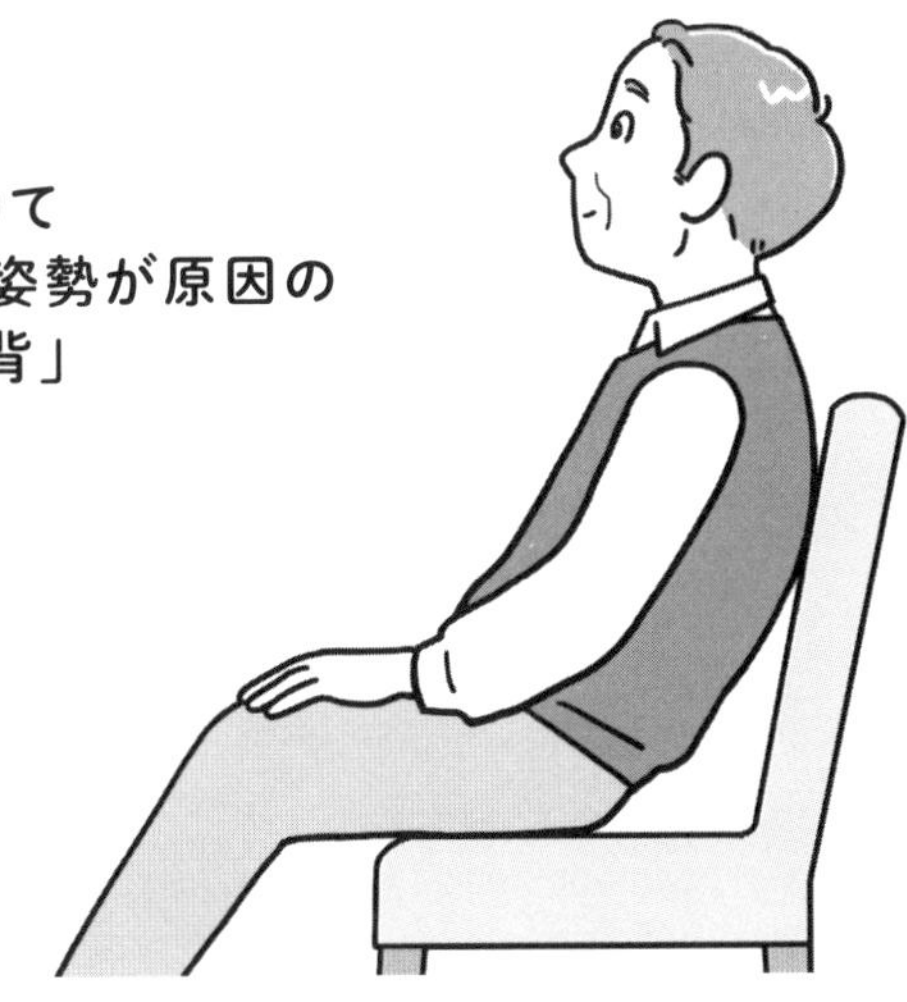

腰を丸めて浅く座る姿勢が原因の「腰ねこ背」

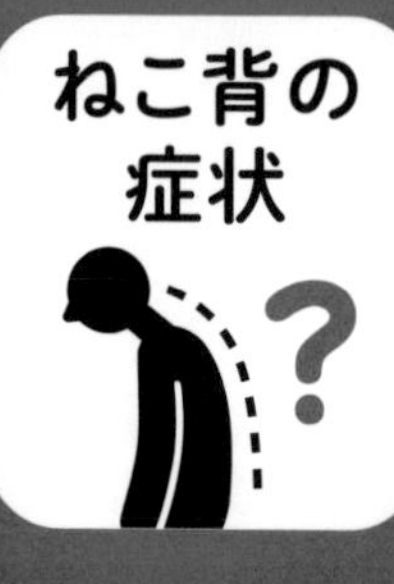

肩こり、頭痛、耳鳴り、めまい、腰痛……あらゆる不調の原因に！

3タイプのねこ背に共通する体の不調は、**肩こり**です。そのほか、タイプによっていろいろな症状の原因となります。

❶首ねこ背の症状

首ねこ背ですが、**肩こり以外に首のこりや痛み、耳鳴り、めまい、頭痛の原因にも**なります。実際に耳鳴りやめまいに悩まされて耳鼻科に通っている人が当院に見えて、施術をすると**ストレートネックで頸椎がずれているケース**がよくあります。

首ねこ背を放っておくと頸椎にずっと負担がかかり続け、**頸椎症や頸椎の椎間板ヘルニア**、**首の脊柱管狭窄症**（背骨に存在する神経の通り道「脊柱管」が狭くなり引き起こされる障害）による**手や腕のシビレ**の症状が出ることもあります。

また、頸椎がまっすぐになっていると、頸椎のうしろを走る、神経の束である「頸髄」

が圧迫され、**自律神経失調症**の症状が現れるなどします。

❷背中ねこ背の症状

背中ねこ背では、背中が丸まると内臓をグッと押しつぶし、**逆流性食道炎や便秘などの胃腸の不調**、**頻尿**、**胸の痛み**などの原因になります。誤飲も起こしやすくなります。

背中ねこ背で反り腰の人は、**腰痛や坐骨神経痛**（腰から足にかけて伸びている「坐骨神経」に痛みが出る）も多いようです。また、背骨が変形し、**脊柱管狭窄症**や腰椎がずれてしまう**腰椎すべり症**を起こし、足がしびれるといった症状が現れることもあります。

❸腰ねこ背の症状

腰ねこ背が原因の不調としては、**背中ねこ背の症状に加えて**、**圧迫骨折や変形性腰椎症**、**椎間板ヘルニア**などがあげられます。

変形性腰椎症とは、名前の通り腰椎が変形して骨がつぶれたり、骨が変形してトゲのような「骨棘（こっきょく）」になったりする疾患です。**症状は腰痛や足のシビレ**などです。高齢になればなるほど、この病気にかかる人は増えていきます。

呼吸の浅さから自律神経失調症に

首ねこ背では自律神経失調症が出やすいと話しましたが、**背中ねこ背や腰ねこ背でも自律神経の異常**が起こります。このケースでは、首ねこ背とは少し異なる理由で自律神経失調症を発症します。

簡単に説明しておきましょう。

自律神経は副交感神経と交感神経に分かれ、バランスよく働くことで内臓の働きや体温などを調節しています。バランスが崩れると倦怠感やイライラ、抑うつ症状などの自律神経失調症を発症します。

背中ねこ背、腰ねこ背になると肋骨（ろっこつ）（俗にいう「あばら骨」）**が動きにくくなります。**肋骨は呼吸とともに動き、その動きが呼吸に影響を与える骨格です。肋骨の動きが悪いと息を深く吸い込みにくくなり、呼吸が浅くなります。

副交感神経は深呼吸などゆったりと呼吸をして体がリラックスしたときに優位に働く神経です。呼吸が浅いと副交感神経が働きにくくなり、反対に活動的な交感神経の働きが勝ってきます。こうして副交感神経と交感神経のバランスが崩れ、自律神経失調症の症状が現れてくるというわけです。

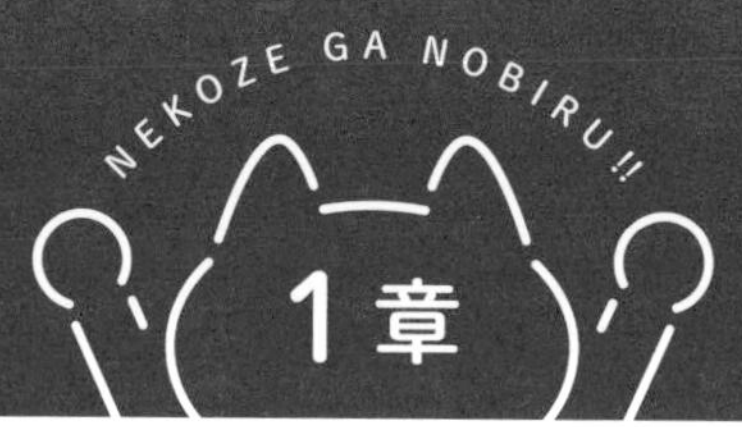

寝ながら診断！
あなたの「ねこ背」タイプがすぐわかる

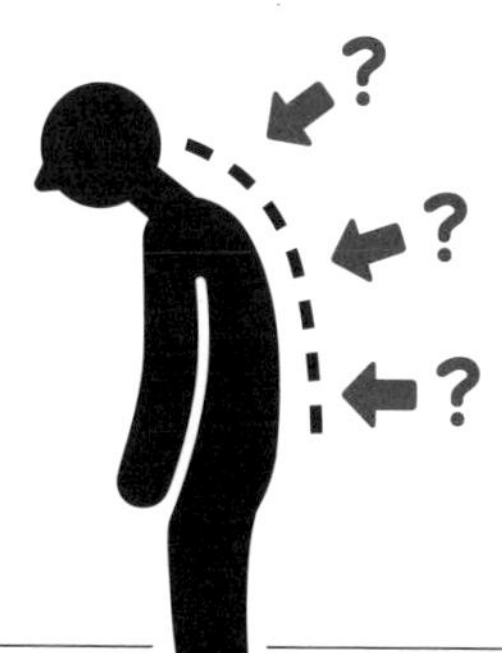

3タイプ診断→ P28

歩き方診断→ P34

ねこ背が
治る理由→ P38

あなたの背中のどこが丸まっている？
寝ながら行う「ねこ背診断」

ここまでねこ背には3タイプあること、それぞれの原因、そしてねこ背が引き起こす体の不調について説明してきました。

ねこ背は見た目を老けさせるばかりでなく、脊柱管狭窄症や内臓の不調、さらには自律神経失調症の原因にもなりかねないことがわかっていただけたと思います。

そして、それぞれのねこ背を矯正し、さらには予防するストレッチを紹介していきますが、その前に……。

28ページからのチェック項目にしたがって、3タイプの診断をしておきましょう。自分がどのタイプのねこ背か診断ができたら、2章でそれぞれに適したストレッチを行います。

この本で紹介するストレッチは、

- **ねこ背で丸まっている箇所を元に戻す（2章）**
- **ゆがんだ体の左右バランスを矯正する（3章）**

・**ねこ背によって発症してしまった腰痛や足のシビレを治す**（4章）

という流れになっています。

なお、筋肉を鍛えるトレーニングもありますが、筋トレといってもバーベルを持ったり、きついスクワットをしたりするようなトレーニングではありません。ストレッチも、無理やり体を引っ張るような痛みを伴うものではありません。

誰でも、**高齢者でもできる体に優しいストレッチや筋トレ**です。

最適なストレッチや筋トレは、３タイプごとにそれぞれ異なります。もちろん、自分のタイプに合ったストレッチを行ったほうが効果はバツグンというわけです。

実は自分では背中ねこ背と思っていても、診断をしてみると首ねこ背だった、背中ねこ背だと思っていたのが腰ねこ背だったということもあります。そして、首ねこ背と背中ねこ背の合併型もあります。ですから、まずは次ページからのタイプ診断から始めて自分のタイプを確かめましょう。

診断は、難しい方法ではありません。**寝ながらできるズボラ診断**です。自分のタイプがわかったら、続けてストレッチや筋トレが行えます。

では、３タイプの診断から始めましょう。

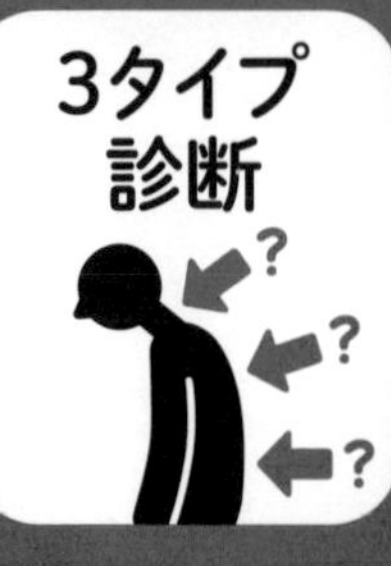

枕を当てずに「寝た状態」でチェックする

フローリング、カーペット、畳などの上で、枕を当てずに、あお向けになってください。その際、マットレスや布団、ソファなど柔らかいものの上は避けてください。体が沈み込んで正確な診断ができないからです。床の上に直に寝るなど硬いところの上に横になってチェックしてみましょう。

❶首ねこ背のタイプ診断

枕がないと寝にくい、違和感を覚えるという人がいたら、首ねこ背です。

この違和感というのは、「しんどい」という感じです。「きつい」ほどではなくても、なんとなくイヤな感じがして、スッキリしない、少しつらい状態の「しんどさ」です。

首ねこ背の人は、ちょうどそんな感じです。ストレートネックで頭が前に突き出ているので、枕なしでは首がしんどいのです。高い枕を首の下に入れたくなる感じがするかもしれません。

✔チェックポイント

□枕がないと寝づらい。枕が欲しくなる

□普通に寝ているとアゴが上がる

□アゴを軽く引いて、普通の姿勢で寝ると首がしんどい

❷背中ねこ背のタイプ診断

あお向けで寝てアゴが上がるのは背中ねこ背のタイプです。背中が丸まっているので後頭部を床につけて寝ようとするとアゴが上がってしまうのです。そして背中が丸まっているので腰が反ってしまい、**腰と床の隙間に手のひら1枚分がすっぽり入ります。**

✔チェックポイント

□普通に寝ているとアゴが上がる

□腰と床の隙間に手のひら1枚分がすっぽり入る

背中ねこ背と首ねこ背の合併タイプ

背中ねこ背に加えて首のしんどさがあれば、**背中ねこ背と首ねこ背の合併タイプ**と考え

られます。また、**立ち上がって横から見たときに、肩のラインよりも前に耳の穴があれば、首ねこ背も併発している**と考えてください。

合併タイプを治すには、首ねこ背と背中ねこ背、両方のストレッチを行います。

❸腰ねこ背のタイプ診断

足をまっすぐ伸ばして寝づらければ、腰ねこ背のタイプです。腰が丸まっているので足を伸ばして寝ると、腰の骨や背骨が床に当たっている感じがすると思います。また、本来ならばS字カーブのある**腰と床との間に手のひらが全く入らない**でしょう。

✔チェックポイント

□足をまっすぐ伸ばして寝づらい。膝が浮いてしまう

□腰と床の隙間に手のひらが全く入らない

では、ねこ背ではない、**正常な人**はどうでしょう?

あお向けで寝て、アゴを軽く引いたときに枕なしでもしんどくないですし、普通に寝ていてアゴは上がりません。また、腰と床との間に手のひら1枚が、ギリギリ入るくらいの隙間があります。

寝ながら3タイプ診断

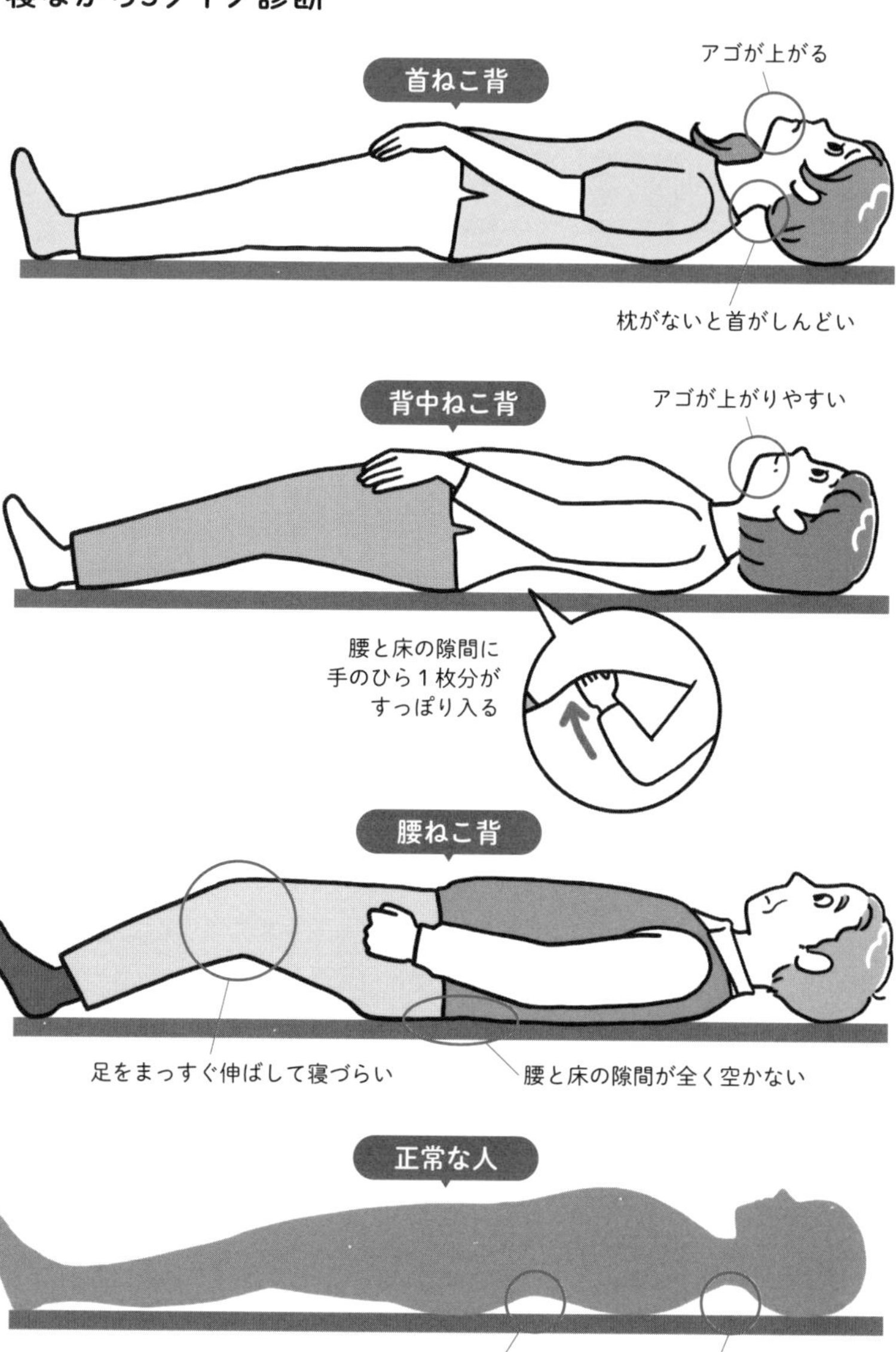
首ねこ背
アゴが上がる
枕がないと首がしんどい
背中ねこ背
アゴが上がりやすい
腰と床の隙間に
手のひら１枚分が
すっぽり入る
腰ねこ背
足をまっすぐ伸ばして寝づらい
腰と床の隙間が全く空かない
正常な人
腰と床の隙間に
手のひら１枚が、ギリギリ入る
枕なしでもしんどくない

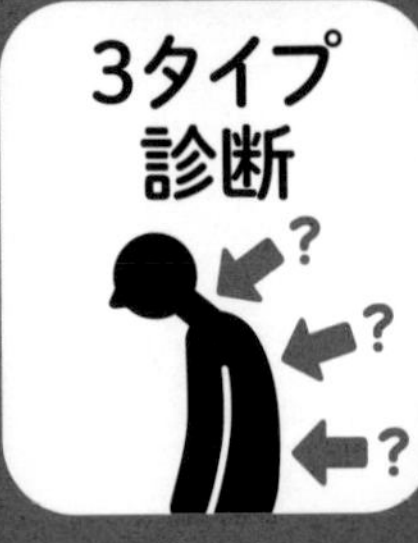

壁を背にして立ち、壁と腰の隙間でもチェック

寝ながら診断するほかに、立ってチェックする方法もあるので紹介します。

壁を背にしてまっすぐ立って、お尻、腰、肩甲骨、後頭部の位置で判断します。

❶**首ねこ背**……かかと、お尻、肩甲骨を壁につけて立つと、**後頭部が離れ、意識しないと壁につかず、腰と壁の間に手のひら1枚が入る人**は、首ねこ背です。

❷**背中ねこ背**……かかと、お尻、肩甲骨を壁につけて立つと、**後頭部と壁の間に少し隙間があり、頭を壁につけようとするとアゴが上がってしまう、腰と壁の間に手のひら2枚分くらいの隙間がある人**は、背中ねこ背です。

❸**腰ねこ背**……かかと、お尻、腰、肩甲骨が壁につき、**腰と壁との間に手のひらが入らない、後頭部がなかなか壁につかない人**は、腰ねこ背です。

では、ねこ背ではない正常な人はというと、自然に立った姿勢で、かかと、お尻、肩甲骨、後頭部の４点が壁につくのがポイントです。

立った姿勢で3タイプ診断

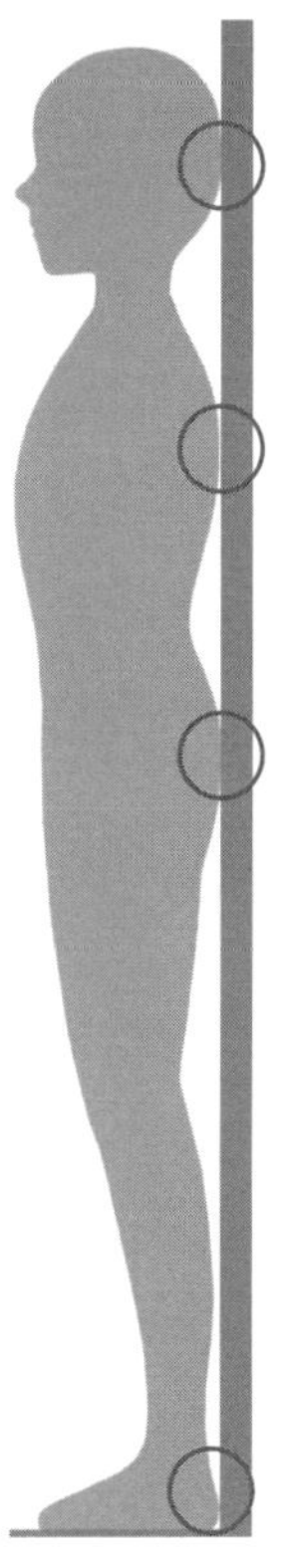

かかと、お尻、肩甲骨、後頭部の4点が壁につく

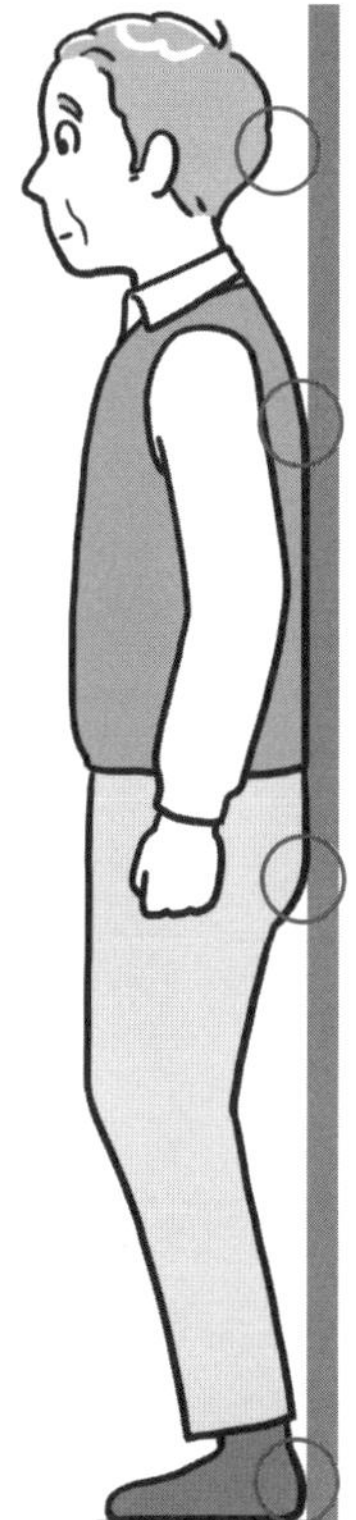

後頭部がなかなか壁につかない。腰と壁との間に手のひらが入らない

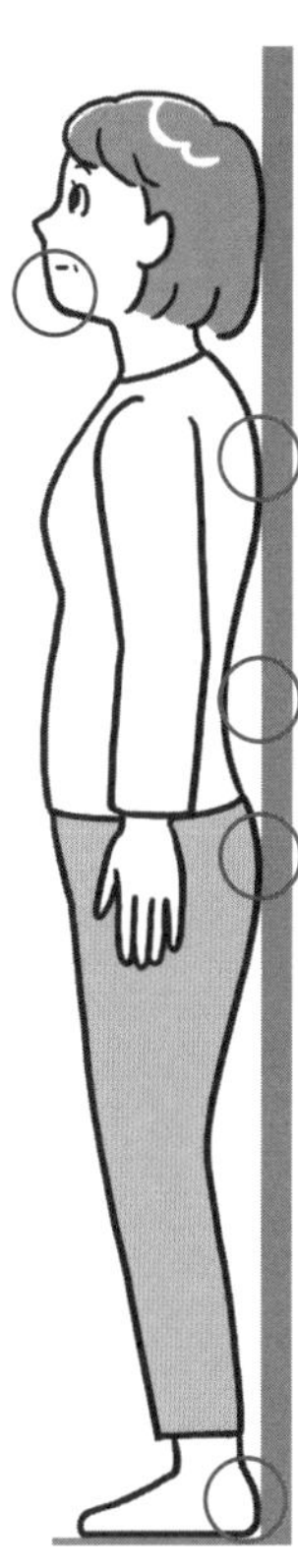

頭を壁につけようとするとアゴが上がる。腰と壁との間に手のひら２枚が入る

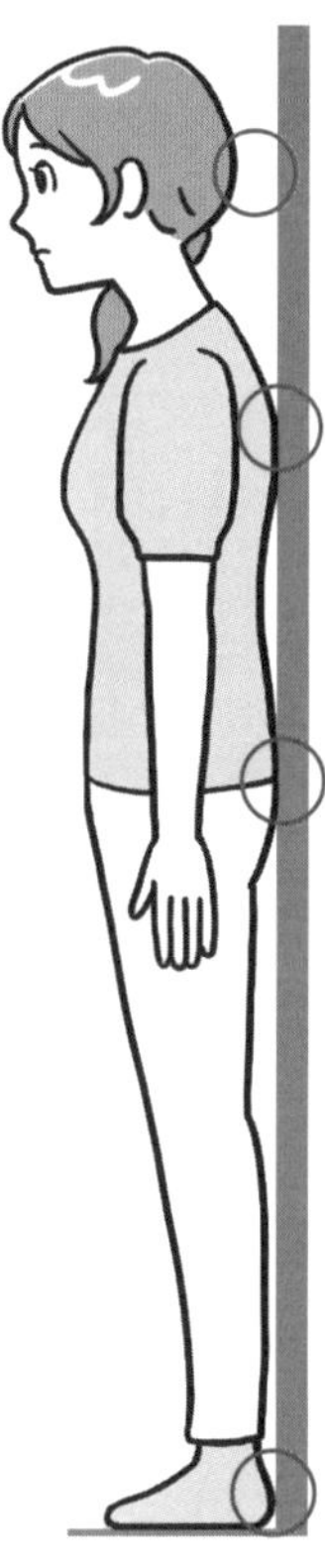

後頭部が壁から離れてしまう。腰と壁との間に手のひらが１枚入る

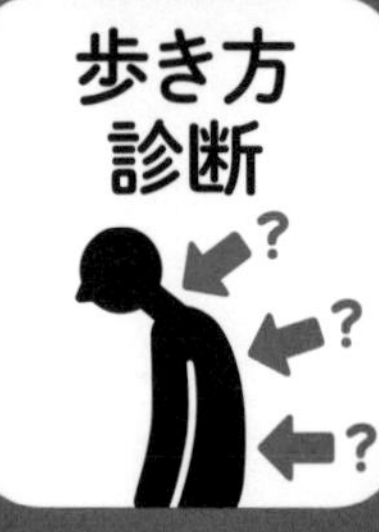

靴底のすり減り方で正しい歩き方かをチェックする

ねこ背になる原因は、姿勢が関係していると説明しましたが、歩き方もねこ背の原因になることがあります。反り腰やお腹を突き出した姿勢で歩いたり、ガニ股や内股といった歩き方をしていたりすると体にゆがみが生じ、脊椎（背骨）や腰椎（腰の骨）に負担がかかります。その結果、骨盤が前やうしろに傾き、ねこ背になっていくのです。

ですから、ねこ背を予防するためにも自分がどんな姿勢で歩いているのか、歩き方のクセを知って、よい姿勢で歩く習慣を身につけましょう。

正しい歩き方はかかとから着地、親指のつけ根から親指の先に重心を移動させ、足の内側が一直線になるような歩き方です。イメージとしては、**道路の路側帯に引かれた白線ほどの幅を踏みながら、まっすぐに歩く感じ**です。

正しい歩き方をしていると、**靴底の減り方は、かかとのやや外側とつま先の親指側が減ります。**

正しい歩き方は、道路の白線を踏む感じ

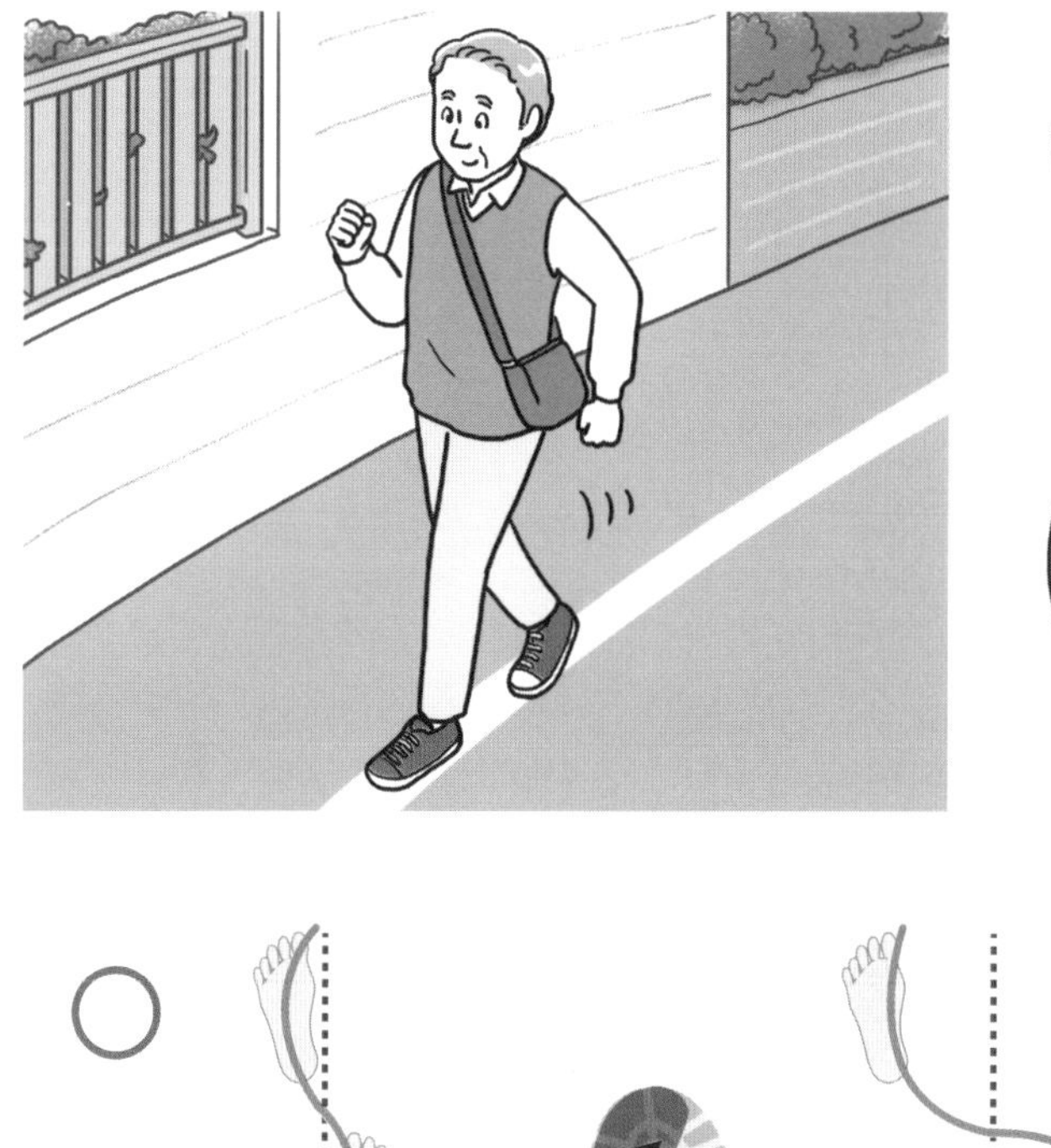

○

×

重心がかかとから
つま先へ移動

足の内側が一直線上にあり、左右への重心の移動が少ない。歩くときの両足間の横幅は、道路の白線幅（15㎝ほど）に収まる

歩くときの横幅が広く、左右への重心の移動が大きい。下肢の筋力が弱まると、左右にユサユサ揺れる歩き方になりやすい

靴底のすり減り方5タイプ

❶かかとだけが減る人はつま先で足を蹴り出す力が弱く、体重がうしろにかかり、かかとの力で歩いている人です。正しいのは、かかとから着地する歩き方ですが、かかとだけで歩くと、着地の衝撃がそのまま伝わり、かかとや膝、腰、首などを痛めることにもなりかねません。かかとから着地しつつも、親指の先にまで重心を移動させて、足裏全体で着地するのがベストです。

❷内側だけが減る人は歩くとき、重心が足の内側に偏っている歩き方をしています。内股歩きやX脚の可能性があります。X脚は膝に負担がかかり、骨盤が前傾していきます。するとアゴが突き出て、反り腰になりがち。これがねこ背の原因になるのです。

❸かかとの外側が目立って減るのはガニ股、**靴底全体が外側に減る**のはO脚の人に多い減り方です。内転筋という太ももの内側の筋肉が衰えると、自然と足の外側に体重を乗せて歩くようになり、ガニ股やO脚になります。すると骨盤が後傾し、ねこ背（腰ねこ背タイプ）になっていきます。

❹つま先だけが減るのは、ハイヒールを日常的に履いている人や若いときにハイヒールを履いていた人に多いです。そのような人は、かかとの低い靴を履いて歩くときにもつま

先に力を入れて歩く習慣が身についてしまっているので、靴のつま先が減るのです。18ページでも説明したように反り腰になり、ねこ背を発症していきます。

❺足の指のつけ根の部分だけが減るのは、筋力やアキレス腱の柔軟性が衰え、足首を上げられず、足をこするようにして歩く姿勢が原因と判断できます。

この歩き方をしていると頭が前に出て（首も前に出て）、背中も丸くなっていきます。ねこ背の原因にもなりますが、ねこ背の人に多い歩き方でもあります。

このように、歩き方が悪いとねこ背の原因にもなりかねません。そこで歩き方も少し意識して、正しい姿勢で歩くようにしましょう。

靴底のすり減り方

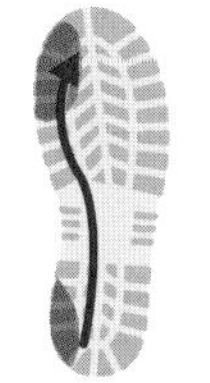
内側だけ
内股歩きやX脚

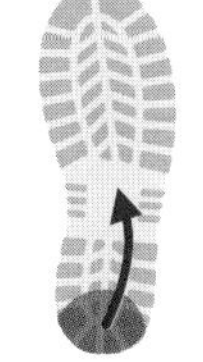
かかとだけ
つま先で足を蹴り出す力が弱い

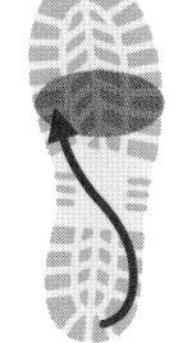
足の指のつけ根だけ
足首を上げられず、こするように歩く

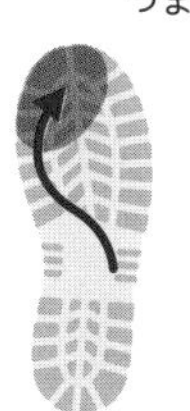
つま先だけ
ハイヒールを履いていたり、膝が曲がっている

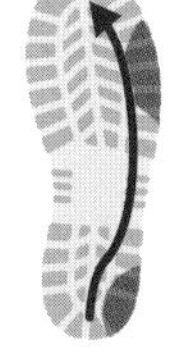
外側だけ
ガニ股やO脚

背骨の崩れた弯曲をストレッチで元に戻す！

この章では、ねこ背の3タイプ診断について説明してきました。

ねこ背は、**首や背中、腰の部分の弯曲が崩れて発症**していきます。

背骨（脊椎）は上から7つの頸椎、12の胸椎、5つの腰椎で成り立っています。頸椎、腰椎は体の前側に向かって弯曲（前弯）し、胸椎はうしろ側に向かって弯曲（後弯）してゆるやかなS字カーブを構成しています。その弯曲やカーブが崩れた状態がねこ背です。

・**首ねこ背**……**頸椎**の前弯がなくなってストレートネックになった状態
・**背中ねこ背**……**胸椎**の後弯が強くなり、背中が丸まった状態
・**腰ねこ背**……**腰椎**のS字カーブがなくなり、腰が丸まった状態

ではなぜ、背骨の弯曲が崩れてしまうのでしょうか？　理由のひとつは固まった筋肉です。例えば、悪い姿勢などが原因で、胸の部分の大胸筋が硬くなり、肩が内側に引っ張られると「巻き肩」（64ページ）になります。そうなると肩甲骨の位置が外に広がり、胸椎

の背中が丸まり、胸椎の後弯が強くなってくるのです。

ですから、硬くなった大胸筋をゆるめ、肩甲骨の位置を戻せば胸椎の弯曲も元に戻るのです。たとえ**骨から変形した状態でも、筋肉や靭帯**（骨と骨をつないで関節を安定させる）**をゆるめることで、正常な背骨に戻っていきます。**

筋肉や靭帯をゆるめる手段が、次の2章で紹介するストレッチです。これにより筋肉や脊柱のS字の弯曲を元に戻し、ねこ背を治していきましょう。

頸椎、胸椎、腰椎の位置

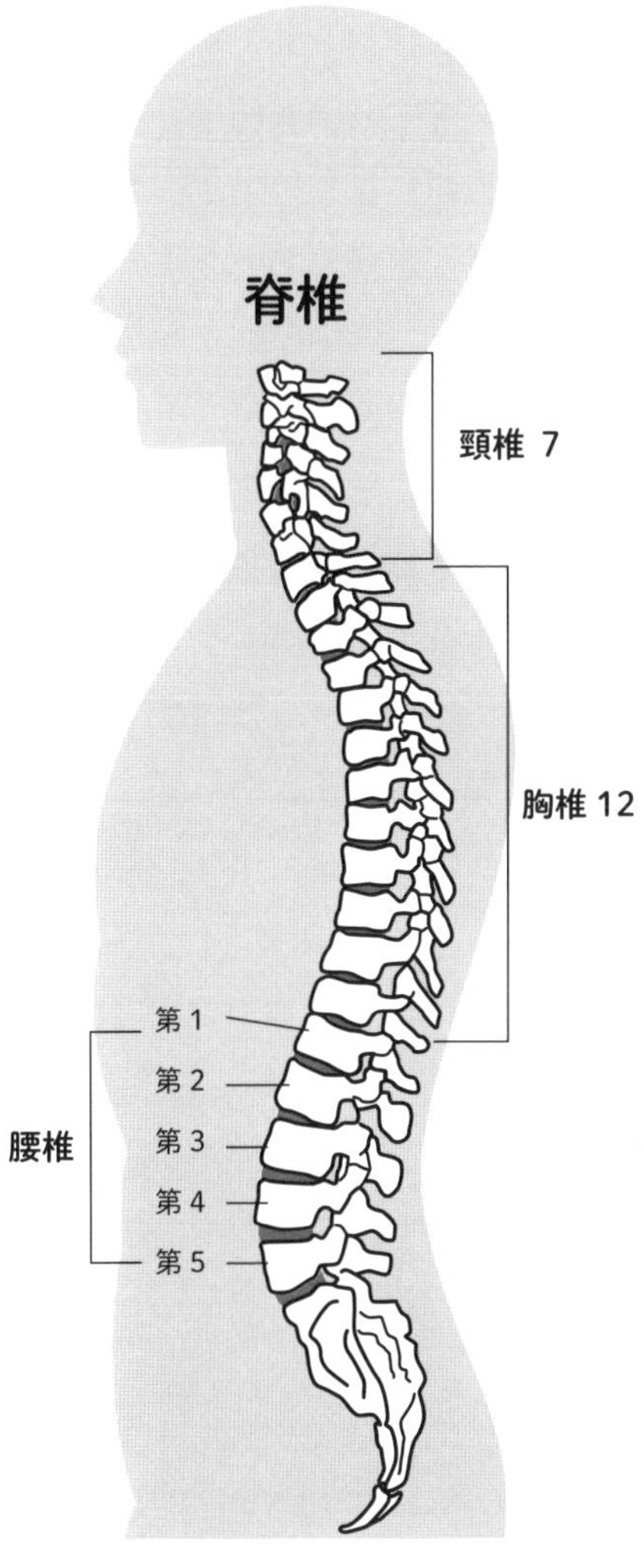

COLUMN1

ねこ背は「首→背中→腰」と進行していく

年齢層でいえば、若い人に多いのが首ねこ背です。それより高い層に多いのが背中ねこ背です。一般的に言われる「ねこ背」で、背中ねこ背の人が一番多いです。さらに高齢になってくると、腰ねこ背が進行していきます。

首ねこ背の人でも、座っているときに背中が丸まっている人はいますが、若いと体に柔軟性があるので、そのまま背中が丸く固まる人は少ないように思います。

ただし、年とともに背中は丸く、さらに高齢者になると腰まで丸くなっていくことも。それでも、施術やストレッチによって、下の写真のように腰がスーッと伸びていく可能性はあります。あきらめないでくださいね。

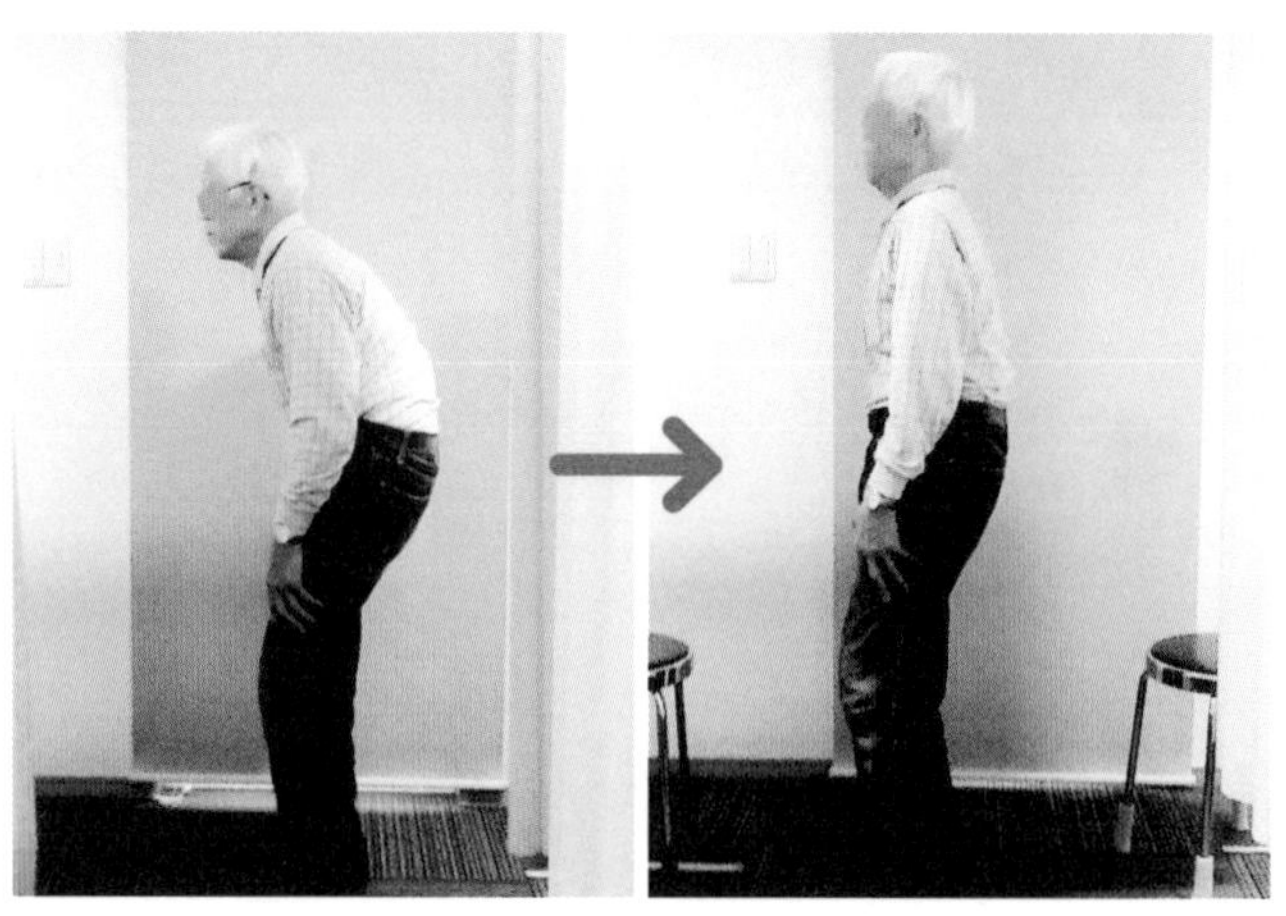

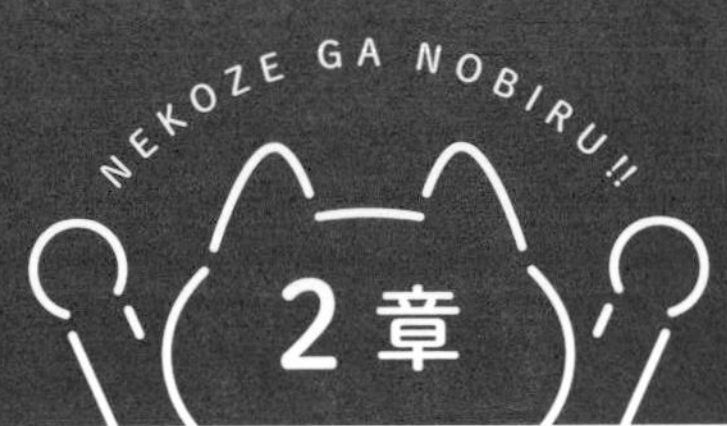

寝ながら・座りながらでも
効果抜群！

ねこ背を治す
最強ストレッチ

3タイプ共通→ P44

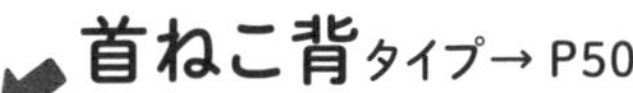

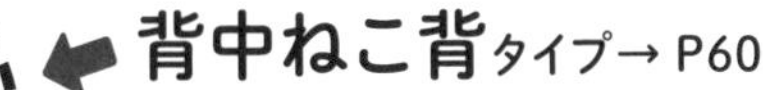

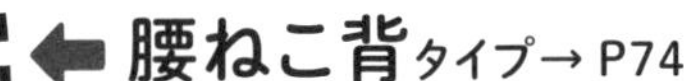

タオルの筋トレで背中をほぐし、ペットボトルで気持ちよくねこ背矯正

この章では、3タイプのねこ背を改善する筋トレやストレッチを紹介していきます。どれも寝ながら・座りながらできる、ゆるいトレーニングやストレッチです。

とはいえ、矯正したい部位にピンポイントで刺激を与えるので、効果はバツグンです。

最初に、**3タイプに共通する筋トレ**（44ページ）を行います。3タイプ共通では、広背筋を鍛える「ローイング」や「ラットプルダウン」というトレーニングを行います。**タオルを使って行うことで、まるでスポーツジムでマシーンを使用したかのような動きと運動効果が望めます**。タオルは、**家庭にあるフェイスタオル**（長さ80㎝程度）で十分。あるいは、少し長めのスポーツタオルがあればそれでもいいでしょう。

首ねこ背、背中ねこ背、腰ねこ背の改善だけでなく、血流がよくなり、肩こりの予防にもなります。広背筋が鍛えられるので脇がしまり、姿勢もよくなります。

次に、**タイプ別のストレッチ**を行います。

□首ねこ背タイプ　……50ページ
□背中ねこ背タイプ……60ページ
□腰ねこ背タイプ　……74ページ

タイプ別では**空のペットボトル**を使います。首ねこ背では500㎖、背中ねこ背、腰ねこ背では2ℓを用意しましょう。薄くてつぶしやすい仕様のものは避けてください。

首ねこ背では首の下に、背中ねこ背では背中の上部、腰ねこ背では背中の下部にペットボトルを入れ、あお向けに寝ます。このとき、ペットボトルの厚みを、その上に寝て気持ちのいい厚さに調節します。調節はカンタンです。フタを開けてペットボトルの空気を抜き、ちょうどいい厚さに調節できたところで、フタをしめればいいだけです。

ペットボトルが用意できなければ、バスタオルを折りたたんで厚みを調節し、クッションでも代用できます。ただ、厚みを微調整できるという点でペットボトルがおススメです。

この**2章で紹介するストレッチは、毎日、行う**といいでしょう。

1日の中でいつがいいかといえば、朝起きてすぐは、体の筋肉が硬くなっているのでストレッチしにくいかもしれません。**座って行う筋トレは日中**がいいと思います。**そのほかは入浴後か、就寝前の1日1回で大丈夫**です。毎日、続けることが大事です。個人差はありますが、1カ月ほど続けると、効果を実感できるようになると思います。

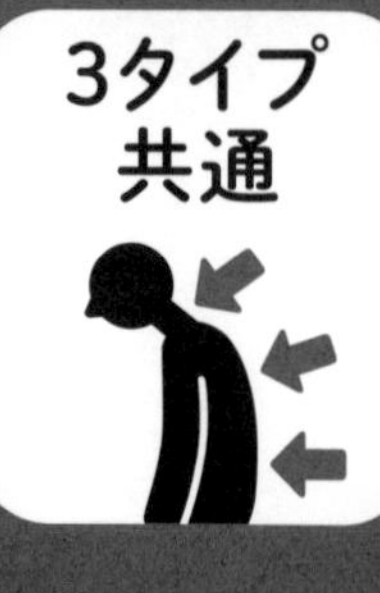

タオルを使った筋トレで、肩や背中の柔軟性を高める！

ここからは、首ねこ背、背中ねこ背、腰ねこ背を改善し、また予防するために、3タイプに共通するタオルを使った軽い筋トレを紹介していきます。

ねこ背で肩や背中の筋肉が固まっていると、トレーニングが思うようにできないケースがあります。そこで、ウォーミングアップを兼ねた軽い筋トレで肩をならしてから、次のタイプ別のストレッチに進みましょう。

❶**「バンザイ」ストレッチ**（46ページ）では、**僧帽筋（そうぼうきん）という筋肉を刺激**します。僧帽筋には上部・中部・下部がありますが、このトレーニングでは下部に刺激を与えます。

肩甲骨を下げる、内側に寄せる働きをするのが僧帽筋下部です。この筋肉が衰えてくると肩甲骨を引き下げにくくなり、その結果、肩甲骨が上がっていきます。そして、横に広がり、これがねこ背の原因にもなります。**タオルでバンザイする動作は、僧帽筋下部を鍛え、ねこ背を改善、予防**していきます。

❷ローイング（47ページ）**は、菱形筋**（りょうけいきん）**という背骨から肩甲骨の内側についている筋肉を鍛える**トレーニングです。ねこ背で背中が丸まっていると、この筋肉が伸びたまま固まってしまいます。ローイングでは肩甲骨が内側にグッと寄るため、ねこ背が改善します。

同時に**脊柱起立筋という、背骨に沿って左右に首から腰までついている太い筋肉を鍛える**こともできます。この筋肉は背中を反らす働きをしますが、ねこ背の人は脊柱起立筋が衰えています。ローイングでは背中を反らし、菱形筋も鍛えられるというわけです。

❸ラットプルダウン（48ページ）**は、広背筋を鍛える**トレーニングです。広背筋は背骨の第6胸椎から腰、腕にまで伸びている大きな筋肉で、鍛えると姿勢を改善する効果があります。腕をうしろに引いたり、脇を締めたりする働きをします（49ページのコラム2）。

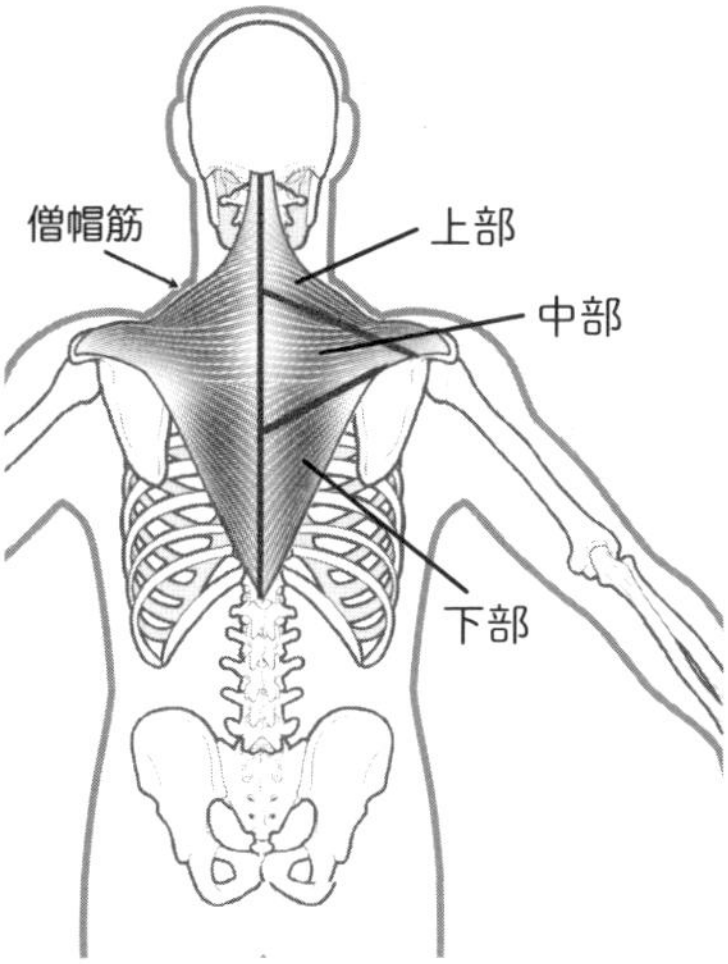

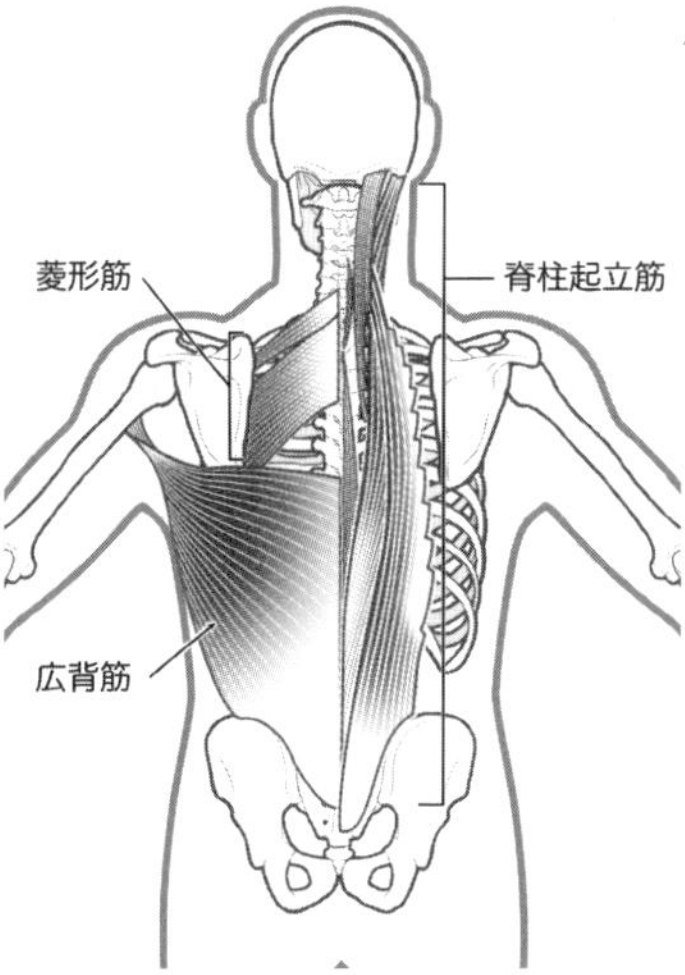

3タイプ共通 ジムのトレーニングマシン代わりにタオルで鍛える！3種

①「バンザイ」ストレッチ

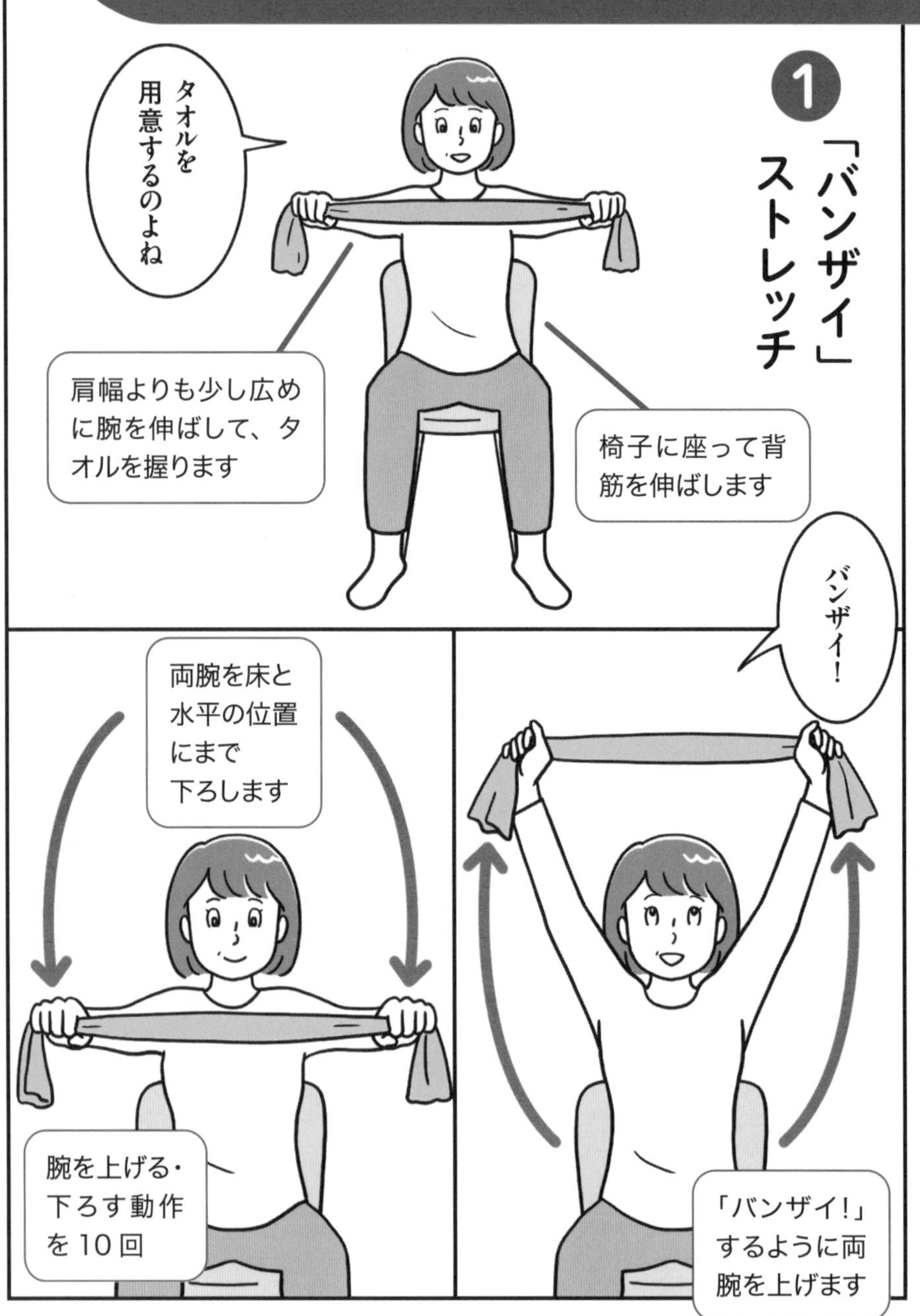

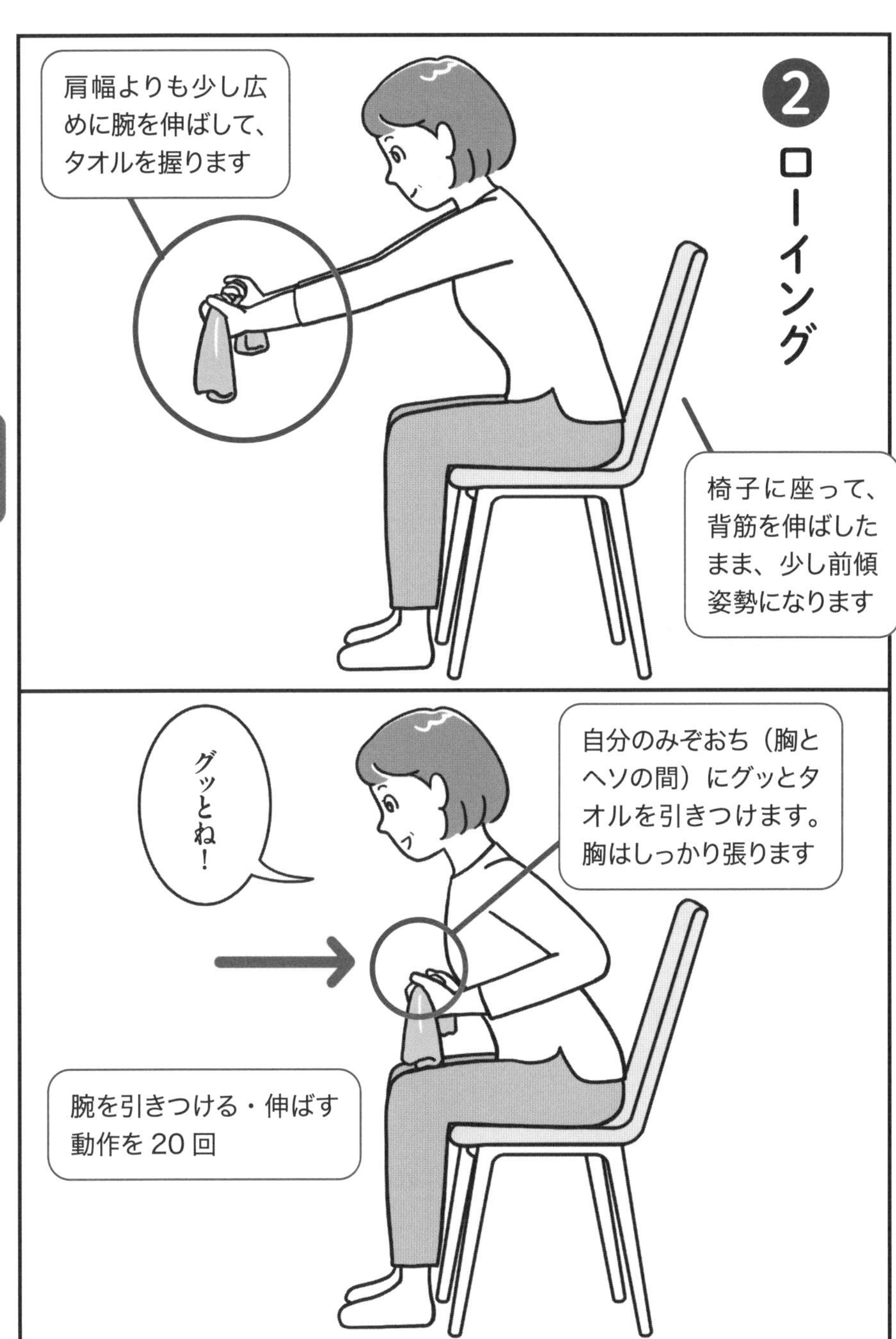
肩幅よりも少し広めに腕を伸ばして、タオルを握ります
2
ローイング
椅子に座って、背筋を伸ばしたまま、少し前傾姿勢になります
グッとね！
自分のみぞおち（胸とヘソの間）にグッとタオルを引きつけます。胸はしっかり張ります
腕を引きつける・伸ばす動作を 20 回

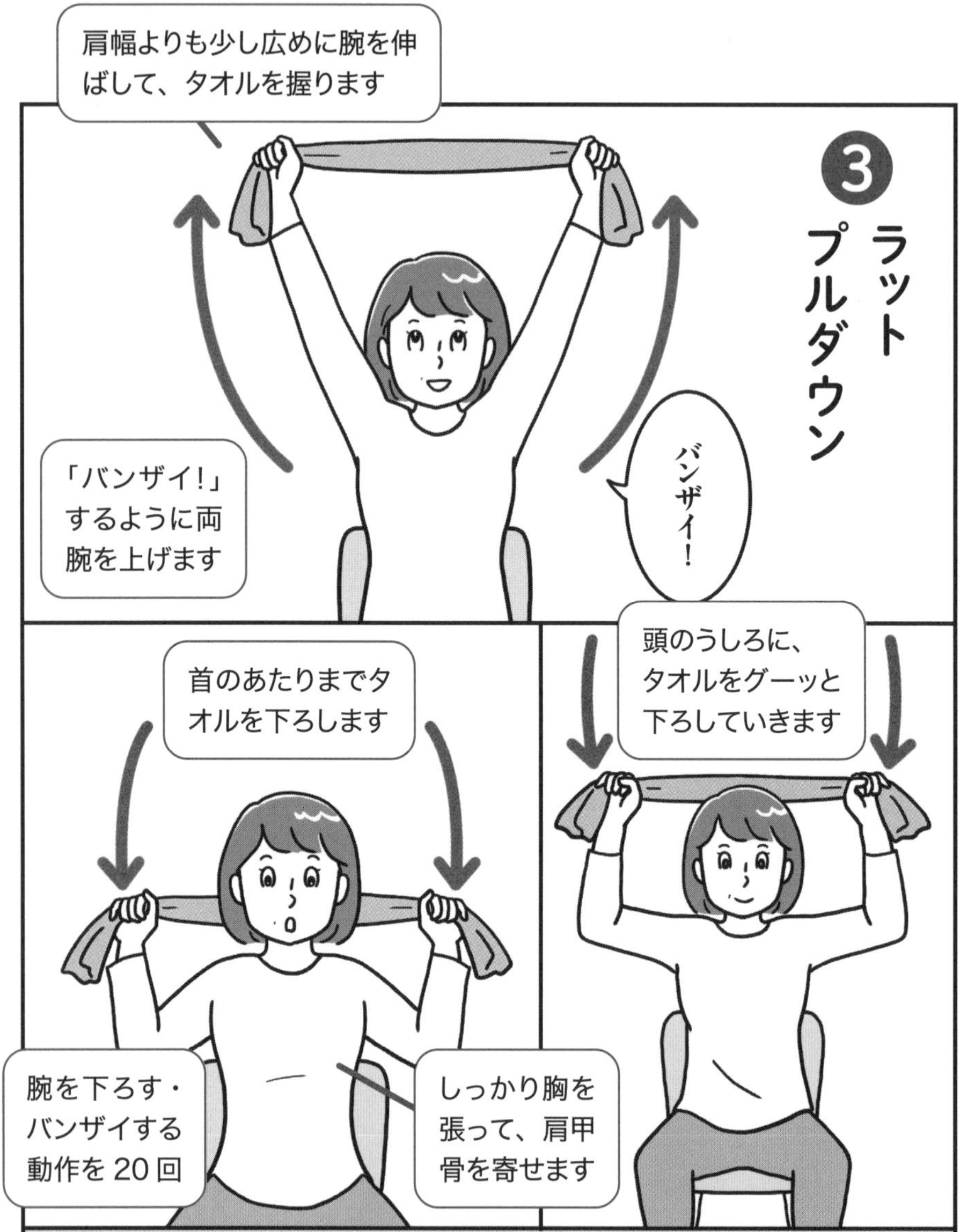

③ ラットプルダウン

肩幅よりも少し広めに腕を伸ばして、タオルを握ります

「バンザイ!」するように両腕を上げます

バンザイ!

頭のうしろに、タオルをグーッと下ろしていきます

首のあたりまでタオルを下ろします

しっかり胸を張って、肩甲骨を寄せます

腕を下ろす・バンザイする動作を 20 回

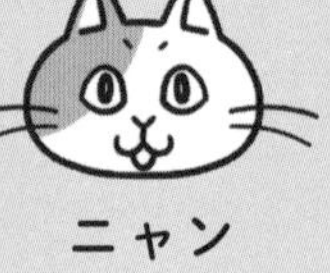

ニャンポイント

体が硬くて頭上からタオルを下ろすのがキツイ場合にはタオルを握っている位置を広くして、握るときもギュッと握らずに軽く握りましょう。左右の肩甲骨の間が締まっているような感覚があればうまくできている証拠ニャン。

バンザイできない人でも、腕が上がり胸も張れるように

ねこ背の原因のひとつに、長時間のパソコン作業があります。作業中は脇をちょっと開いて、腕を前に出した姿勢を取り続けているのではないでしょうか。この姿勢では、広背筋が全然使われず、伸び切った状態で固まり、ねこ背になってしまいがちです。またパソコン作業をしない人でも、**広背筋の衰えがねこ背の原因**になることも。

下の写真の患者さんも、広背筋の衰えにより、腕が前方向で固定され、頭の横まで上がらない状態でした。それが、**広背筋を鍛えることで脇が締まり、腕をうしろに引いたり上げたり、胸もしっかり張れる**ようになりました。結果、姿勢がよくなり、ねこ背も改善されたのです。

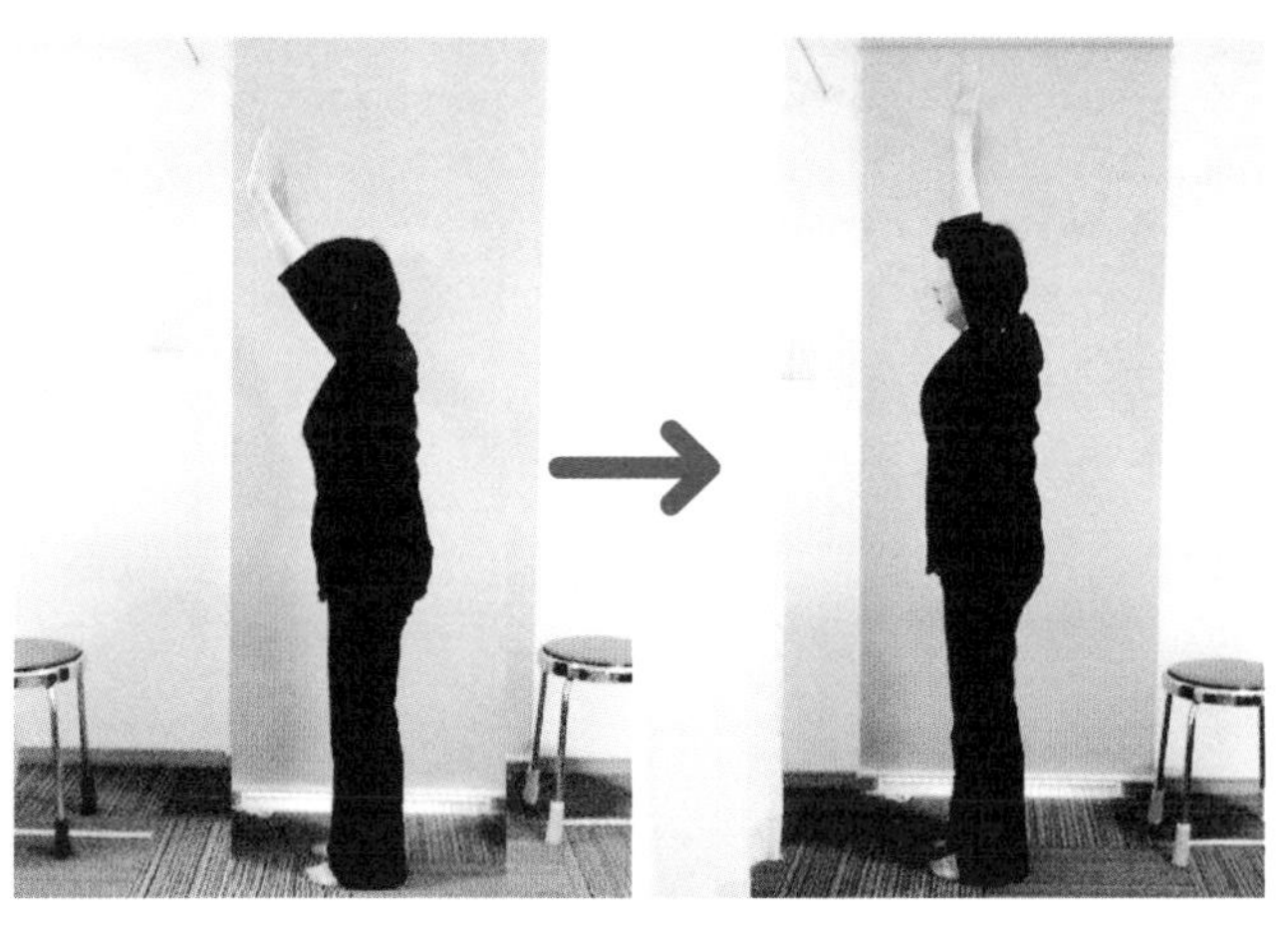

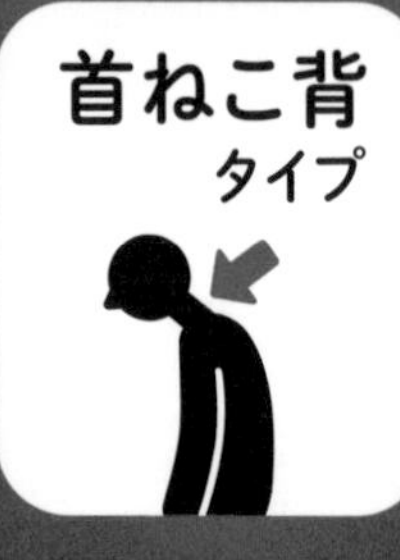

首の下にペットボトルを入れ、頭の重さでカーブをつくりだす

首ねこ背の方は、本来あるべき首の骨の彎曲（カーブ）が少なくなり、まっすぐに近い状態になっています。ここでは、首のカーブを自然につくりだすための、寝ながらストレッチを紹介します。

用意するのは５００㎖の空のペットボトルです。ペットボトルが手元にない、あるいは用意するのが面倒という人は**バスタオルで代用しても大丈夫**です。ただ、バスタオルがあまり薄すぎると効果は半減しますので、できれば高さの微調整が効くペットボトルを使うといいでしょう。

あお向けに寝て、ペットボトルを首の下に入れます。ペットボトルの高さが高く、首が痛いようなら、空気を抜いて凹ませて、痛くない高さに調節してください。

ペットボトルを首の下に入れたままの状態で3～5分間、寝転びます。ときどき、両手をバンザイするように上下に動かして背中を伸ばしましょう。呼吸は止めずに全身の力を抜いて行います。

　たったこれだけでも、頭の重さによって首のカーブを自然につくりだすことができます。頸椎がまっすぐになり、いわば骨から変形した状態であっても、筋肉や靭帯をゆるめることで首の骨の弯曲は元に戻っていくのです。

　これは、ストレートネックで困っている患者さんにも、お伝えしている方法です。このとき退屈な場合には、スマホをいじりながら本を読みながら行ってもいいのですが、より効果を高めるには何も見ずに、目をつぶってリラックスして行うといいでしょう。

　なお、あまり長くやりすぎたりそのまま寝てしまったりすると、ストレッチ後に、首に少し痛みが出るおそれもありますので、ご注意ください。

ストレートネックから首のカーブをつくりだす

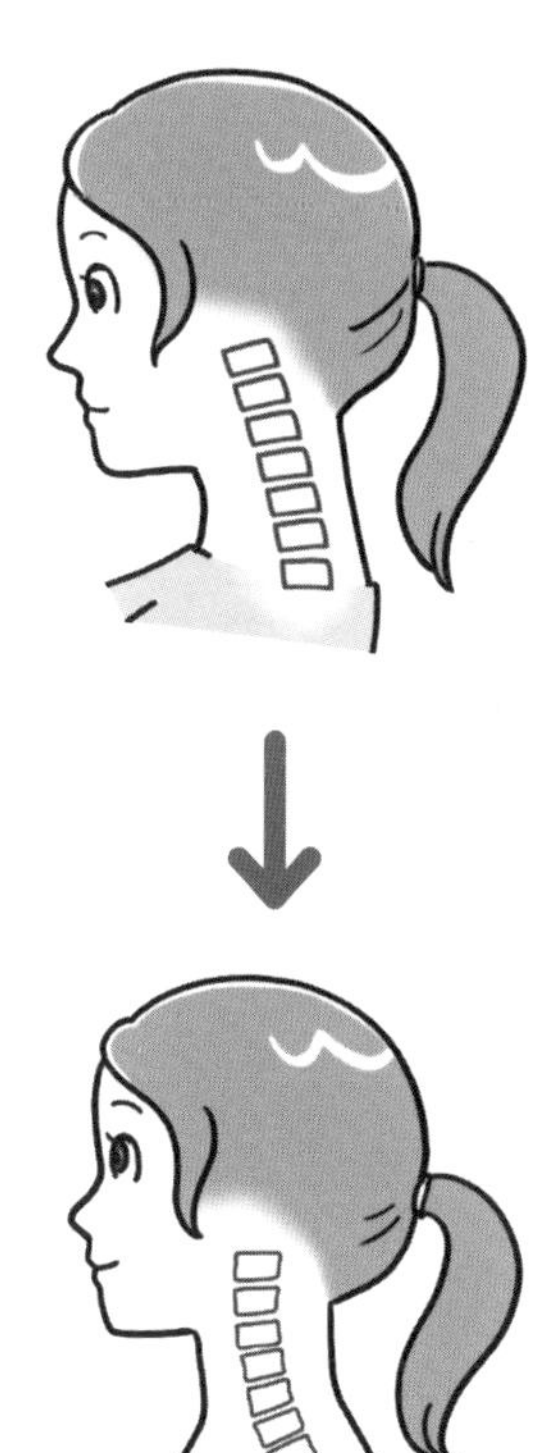

首ねこ背タイプ

首のカーブを自然につくりだす！寝ながらストレッチ

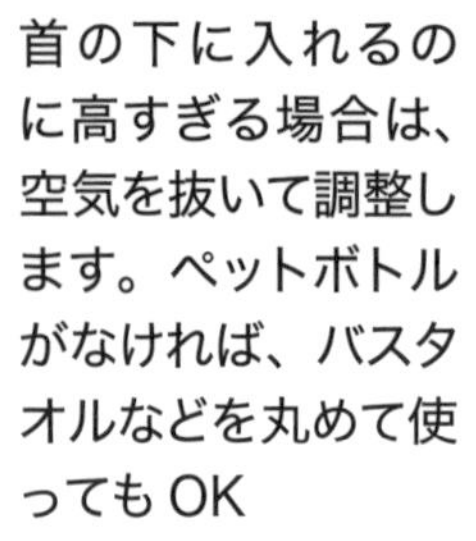

首の下に入れるのに高すぎる場合は、空気を抜いて調整します。ペットボトルがなければ、バスタオルなどを丸めて使ってもOK

500㎖のペットボトルを使うのよね

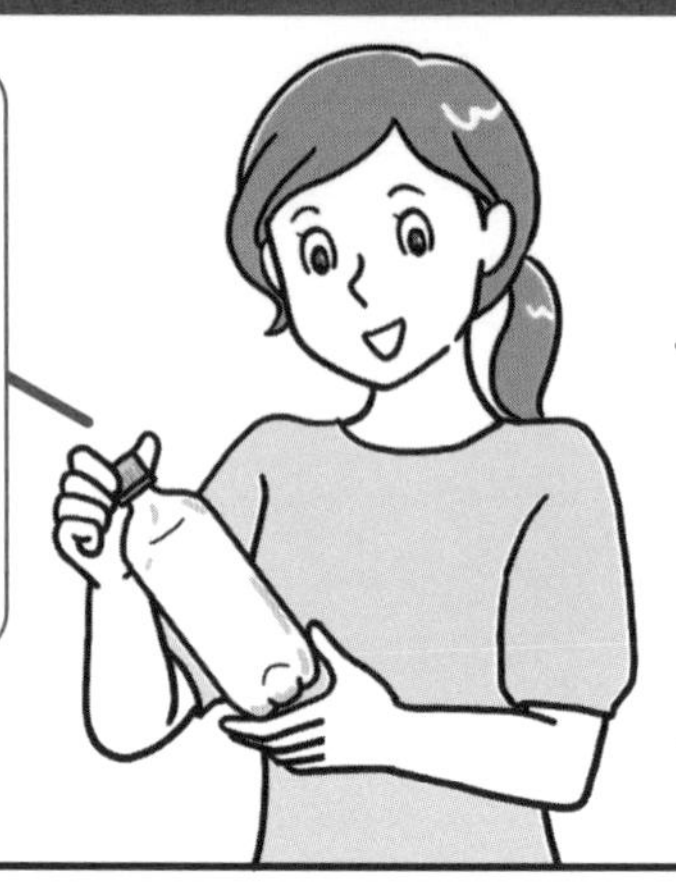

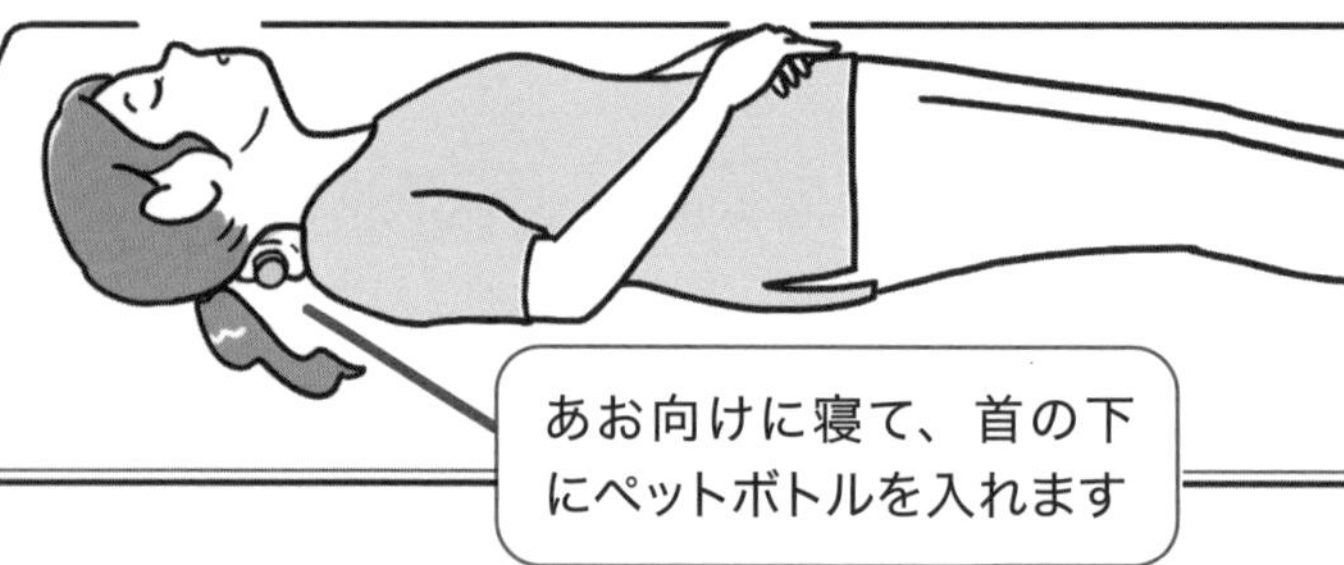

あお向けに寝て、首の下にペットボトルを入れます

たまに手をバンザイしたり、下ろしたりしながら、3～5分寝転びます

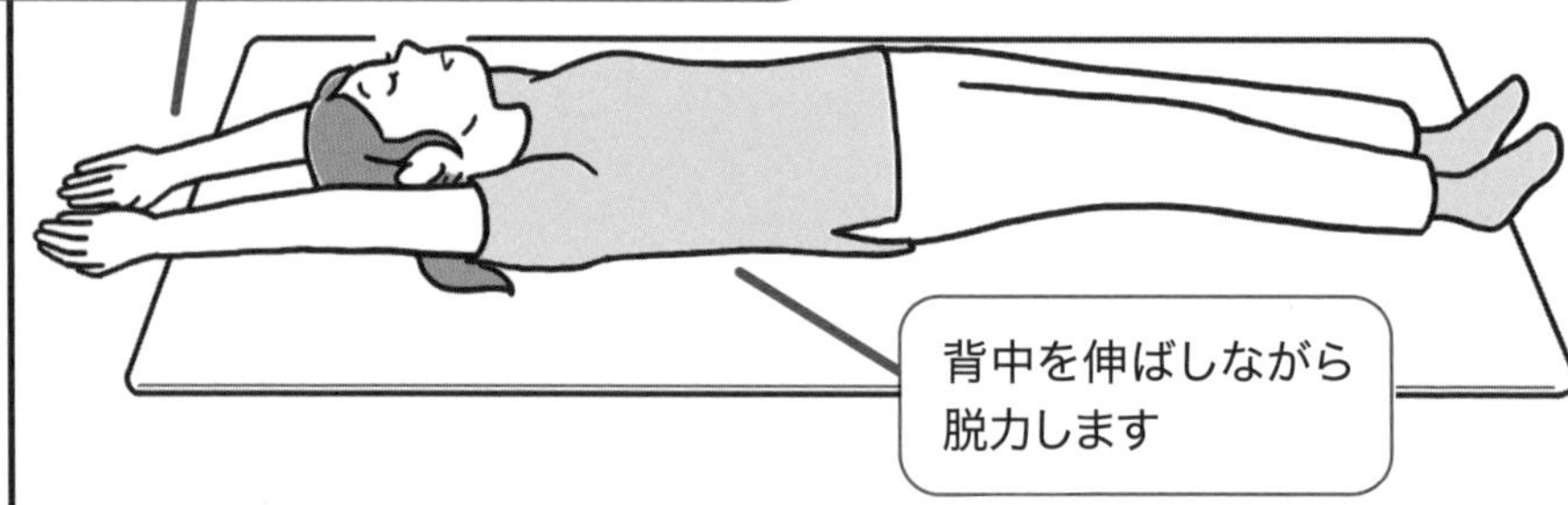

背中を伸ばしながら脱力します

COLUMN 3

ねこ背の子どもたちにも、本書のストレッチは有効です！

最近では小学生でも、首ねこ背や背中ねこ背のお子さんをよく見かけます。そして、その子の親御さんを見るとやはりねこ背というケースがあります。

では、**ねこ背は遺伝するのでしょうか？**

答えは、半分ウソで半分本当です。

遺伝的にねこ背になりやすい骨格もあることはあるのです。また、遺伝とはいえませんが、親がねこ背姿勢だと、親を見て育つ子どもは姿勢に気をつけることが少なく、その結果、背中を丸めた姿勢になってしまうこともあります。

ただし、子どものうちからねこ背になる大きな原因は、生活習慣です。床に座っている時間やスマホやゲームでうつむいている時間が長いとねこ背になっていきます。

子どものねこ背を気にする親御さんが、わが子に対し「背筋を伸ばして座りなさい！」と指摘する場面も多いと思います。そう言うと、その一瞬は正しい姿勢になりますが、また一瞬で元に戻ってしまうかもしれません。

本書で紹介した方法は、子どもにも有効です。むしろ**子どものほうが体も柔らかく効果もあります。**ですから、**根本的にねこ背を治すためにはストレッチをして、生活習慣に気をつけて**ください。

筋肉を柔らかくして、正しい頭の位置を維持するストレッチ&筋トレ

最初に、❶**胸鎖乳突筋**（きょうさにゅうとつきん）**のストレッチ**（56ページ）をします。この筋肉は耳の裏から鎖骨まで斜めに広がっている筋肉です。首ねこ背で、頭が前に出ている姿勢が続いていると、この筋肉は縮んだまま固まりやすくなります。胸鎖乳突筋を柔らかくすると、頭が前に出た状態から、正しい位置に頭を戻しやすくなります。また、リンパの流れがよくなるので、むくみがすっきり取れて、顔やせの効果もあるでしょう。

❷**頸椎ストレッチ**（57ページ）では、タオルを使います。首ねこ背の人はストレートネックで頸椎の弯曲がなくなっています。このストレッチでは頸椎の弯曲を作っていきます。

首から腰まで背骨に沿って付着する筋肉に、**多裂筋**（たれつきん）があります。多裂筋は背骨を反らしたり、腰を回したりするときに働く筋肉ですが、この筋肉がひとつひとつ縮むことで弯曲ができます。ストレートネックでは、首が伸びた状態でこの頸椎部分の多裂筋が固まっています。それをストレッチにより柔らかくし、弯曲をつくっていくのです。

さて、ここまでの2つはストレッチですが、58ページで紹介するのは、**❸首のうしろの筋肉「後頭下筋群」を鍛えるトレーニング**です。

トレーニングでは後頭部をうしろに引きますが、ストレッチで筋肉を柔らかくしてからのほうがうしろに引きやすくなります。ですから、この筋トレは2つのストレッチ後に行ってください。そのほうが効果も出やすいと思います。

ずっと下を向いて、スマホを見たりパソコンを見たりして、首ねこ背を発症した人は首の筋力が弱っています。筋トレでは衰えた筋肉を鍛えます。このトレーニングによって前に出た頭の位置を正しい位置に戻し、維持する力もつけることができます。

ストレッチは筋肉を柔らかくしてカーブをつくるため、筋トレは首の筋肉を鍛えて正しい頭の位置を維持できる筋力をつけるためと、イメージして行ってください。

胸鎖乳突筋

多裂筋

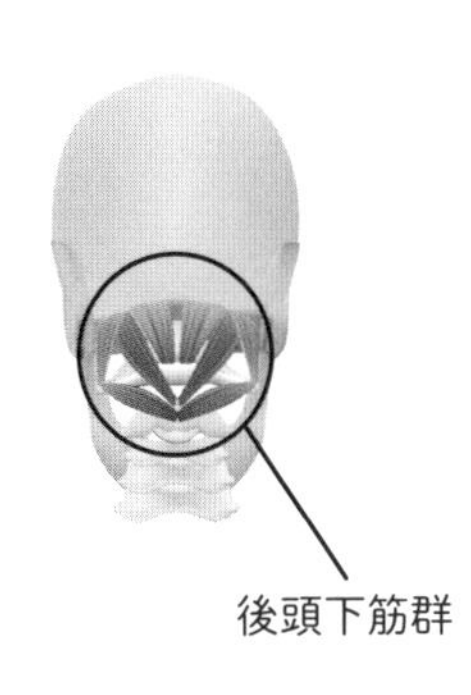

首ねこ背タイプ　胸鎖乳突筋、頸椎、後頭下筋群を座ってストレッチ3種

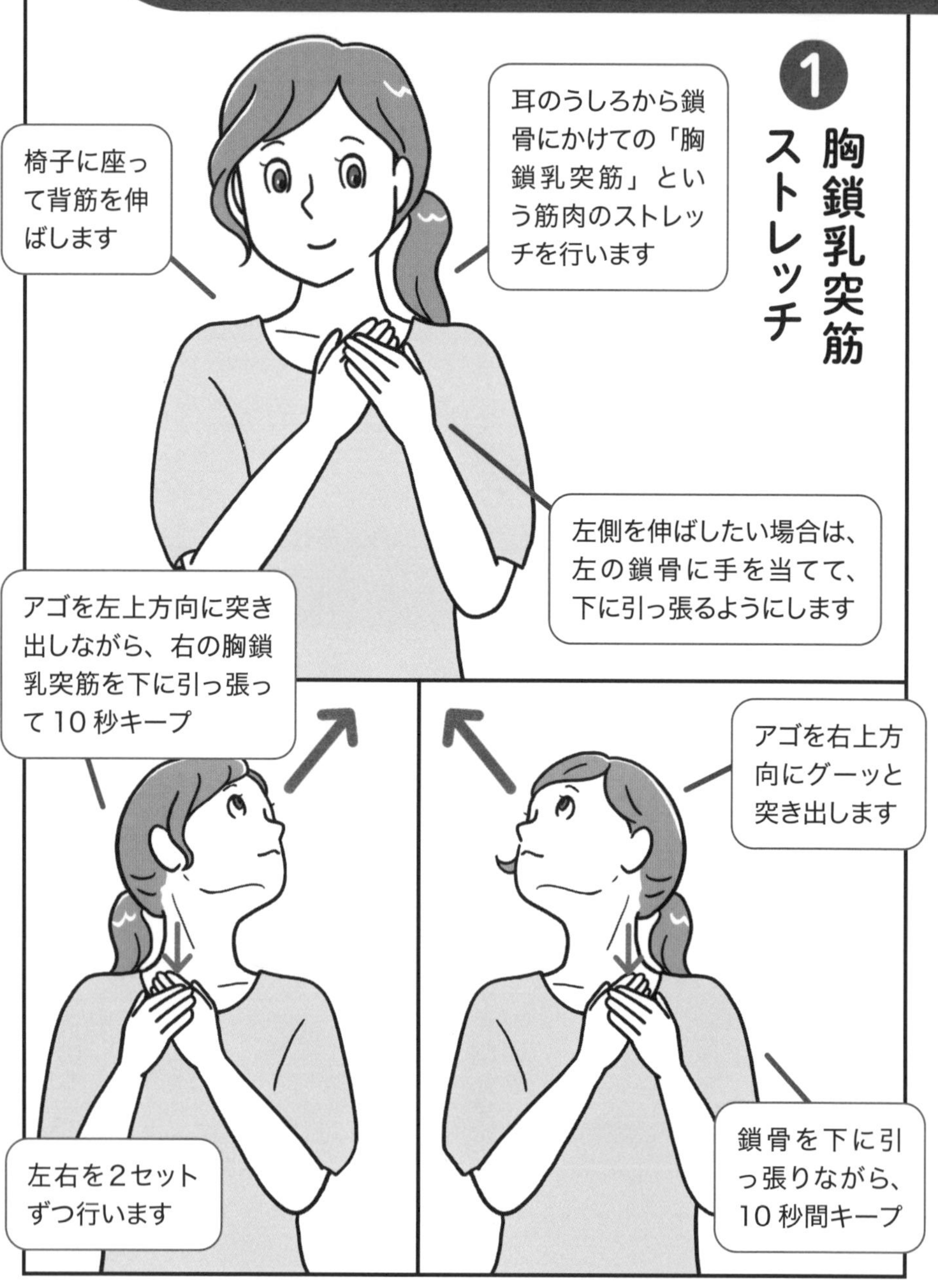

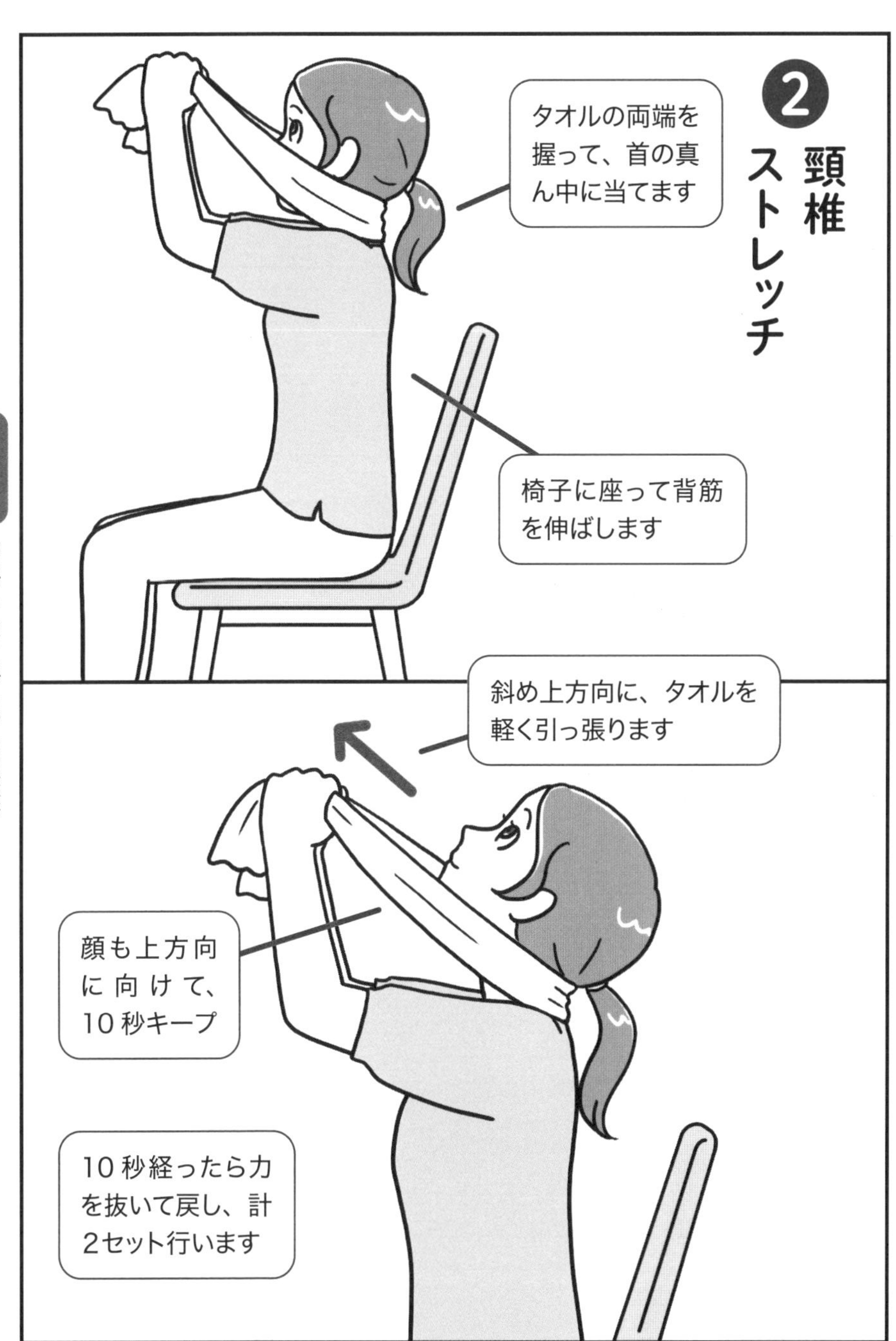
2
頸椎ストレッチ
タオルの両端を握って、首の真ん中に当てます
椅子に座って背筋を伸ばします
斜め上方向に、タオルを軽く引っ張ります
顔も上方向に向けて、10秒キープ
10秒経ったら力を抜いて戻し、計2セット行います

③ 首のうしろの筋肉を鍛える

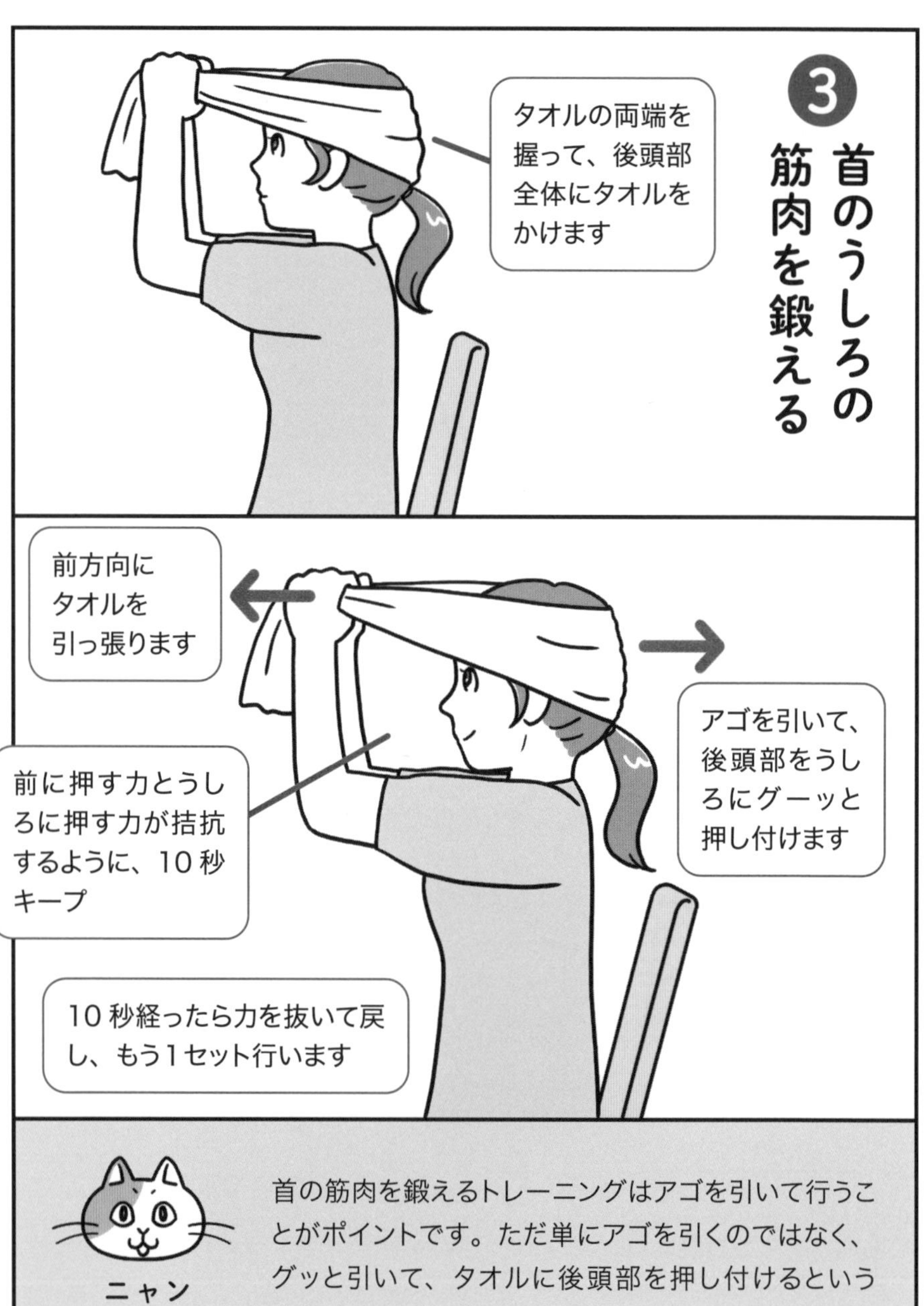

ニャン ポイント

首の筋肉を鍛えるトレーニングはアゴを引いて行うことがポイントです。ただ単にアゴを引くのではなく、グッと引いて、タオルに後頭部を押し付けるという感覚で行ってくださいニャン。

COLUMN 4

姿勢矯正ベルトはつけたほうがいいの？　よくないの？

「姿勢矯正ベルト」という商品をご存じでしょうか？

これをすると背筋が伸びて、姿勢がよくなり、ねこ背が矯正できるというものです。装着すると、内側に入った巻き肩が外側に引っ張られ、胸がグッと開き、背筋が伸びるというベルトです。

これを着けていると、ねこ背が治るような気がするかもしれません。しかし、着けているときは背筋が伸びても、外すと元のねこ背に戻ってしまいます。それは根本的なねこ背の改善にはなっていないからです。このベルトでは、巻き肩を無理やり矯正しているので、肩甲骨を引き寄せる菱形筋や僧帽筋を使わなくなります。

つまり、矯正ベルトのサポート力に頼ってしまうため、筋力が落ちてしまいます。その結果、**ねこ背を悪化させてしまう危険性**もあります。

例えば、女性の中には、体のシルエットを美しく整えようとガードルを着用する人がいますが、そうするとお腹を凹ませる筋力が落ちてしまい、ガードルを外すと余計にお腹が出るようになってしまいます。

ですので、**ねこ背は自力で治すのが、安全で一番効果的**です。

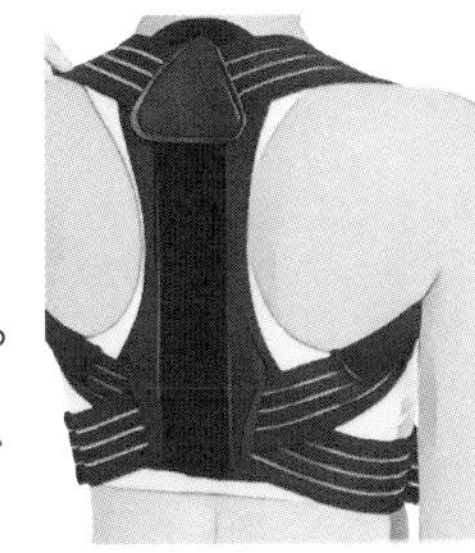

姿勢矯正ベルトの例

背中ねこ背
タイプ

背中ねこ背の矯正効果を高める！
大腿四頭筋と腸腰筋のストレッチ

最初に、❶**太もも伸ばし**（62ページ）を行います。これは**大腿四頭筋のストレッチ**です。大腿四頭筋は太もも前面の筋肉で、大腿直筋、内側広筋、外側広筋、中間広筋という4つの筋肉で構成されています。

背中ねこ背の人は、立ち上がったときに体をまっすぐな状態にしようとして、反り腰になる傾向があります。反り腰になっていると大腿四頭筋の中でも、**大腿直筋で重心を取ろうとするため、常にこの筋肉が緊張し、硬く**なってしまいます。

大腿直筋は骨盤の前から膝の下までついている筋肉です。そこで、この筋肉が硬くなると骨盤を前に引っ張り、その結果、骨盤が前傾して反り腰が進行していくのです。

ペットボトルを使った背中ねこ背を矯正するストレッチ（72ページ）はあお向けに寝て行いますが、腰が反っている人は腰のところに隙間ができるので、あお向けがつらいと感じる人もいます。そこで、最初に太もも前面の緊張を取っておくと、あお向けがラクにでき、背中ねこ背のストレッチもしやすくなるはずです。

大腿四頭筋のストレッチで膝に痛みが出るなど、膝を曲げる体勢がきつい人は、**❷腸腰筋伸ばし**（63ページ）、**腸腰筋のストレッチ**を行ってください。

このストレッチはあお向けに寝て片膝を抱え、20秒間ほど静止します。左足を伸ばし、右足を抱えてグーッと胸に近づけると、左足の腸腰筋が伸びます。左右両方を行います。

膝が曲がらない人や曲げると痛い人は、膝の裏に手を入れて伸ばしましょう。

このような腸腰筋のストレッチを行うと、股関節の前面が伸び、反り腰でもあお向けに寝やすくなります。

2つのストレッチは、どちらか一方を行えば十分です。優先順位としては「❶太もも伸ばし→❷腸腰筋伸ばし」で、膝が痛くて❶ができない人は❷を行いましょう。

大腿四頭筋

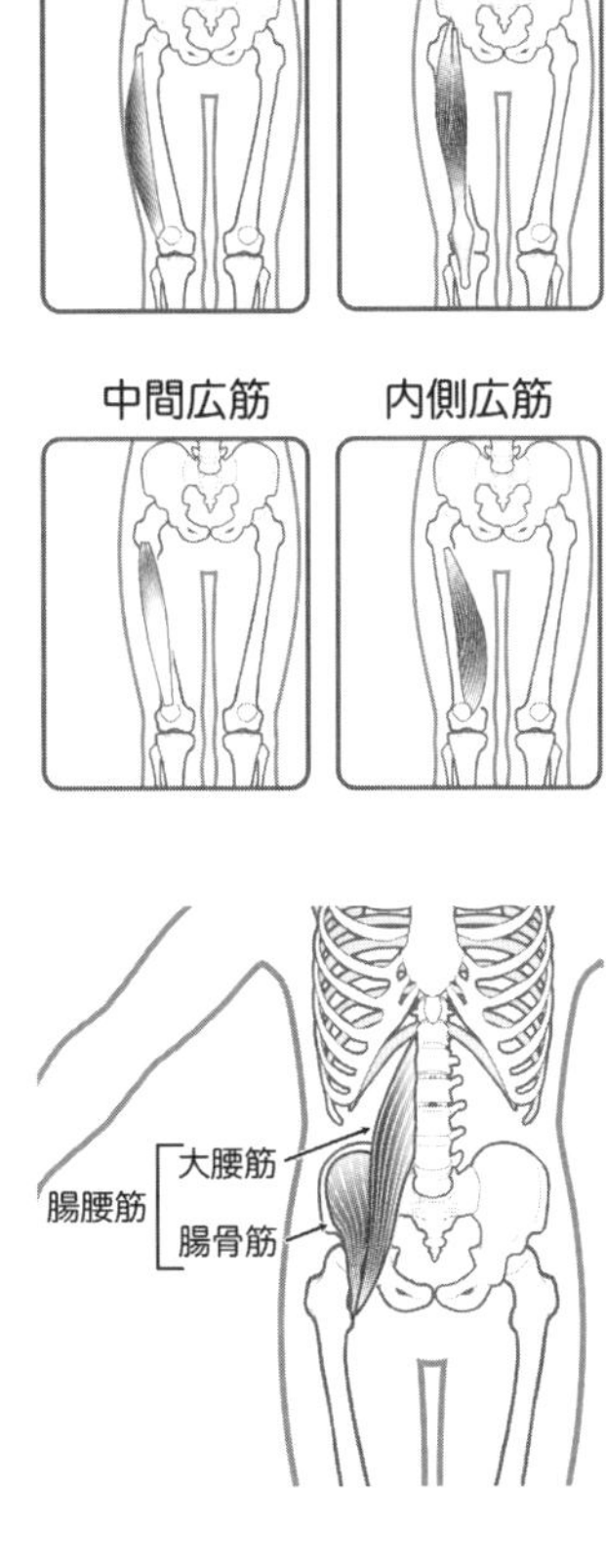

背中
ねこ背
タイプ

大腿四頭筋と腸腰筋をゆるめる寝ながらストレッチ 2 種

寝る前に、コレをやっておこう
1
太もも伸ばし
床に座った姿勢で、
片方の膝を曲げます
腰を反る、
あお向けに
寝るのは NG
腰は反らさずに
丸めるのがポイント
曲げたほうの太ももの前面
を伸ばし、20 秒キープ
反対の膝も曲げて、太も
もを伸ばします。20 秒

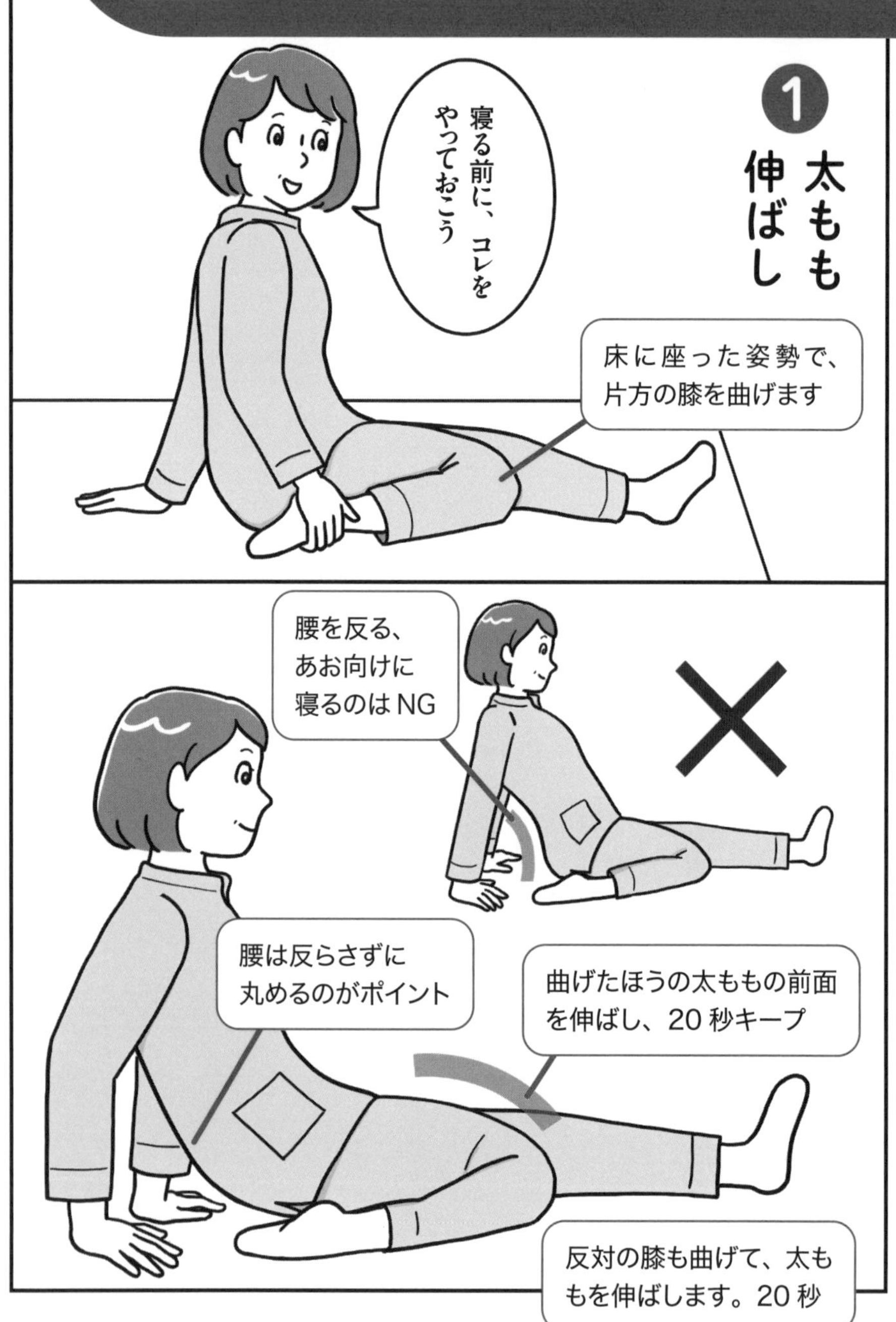

❷ 腸腰筋伸ばし

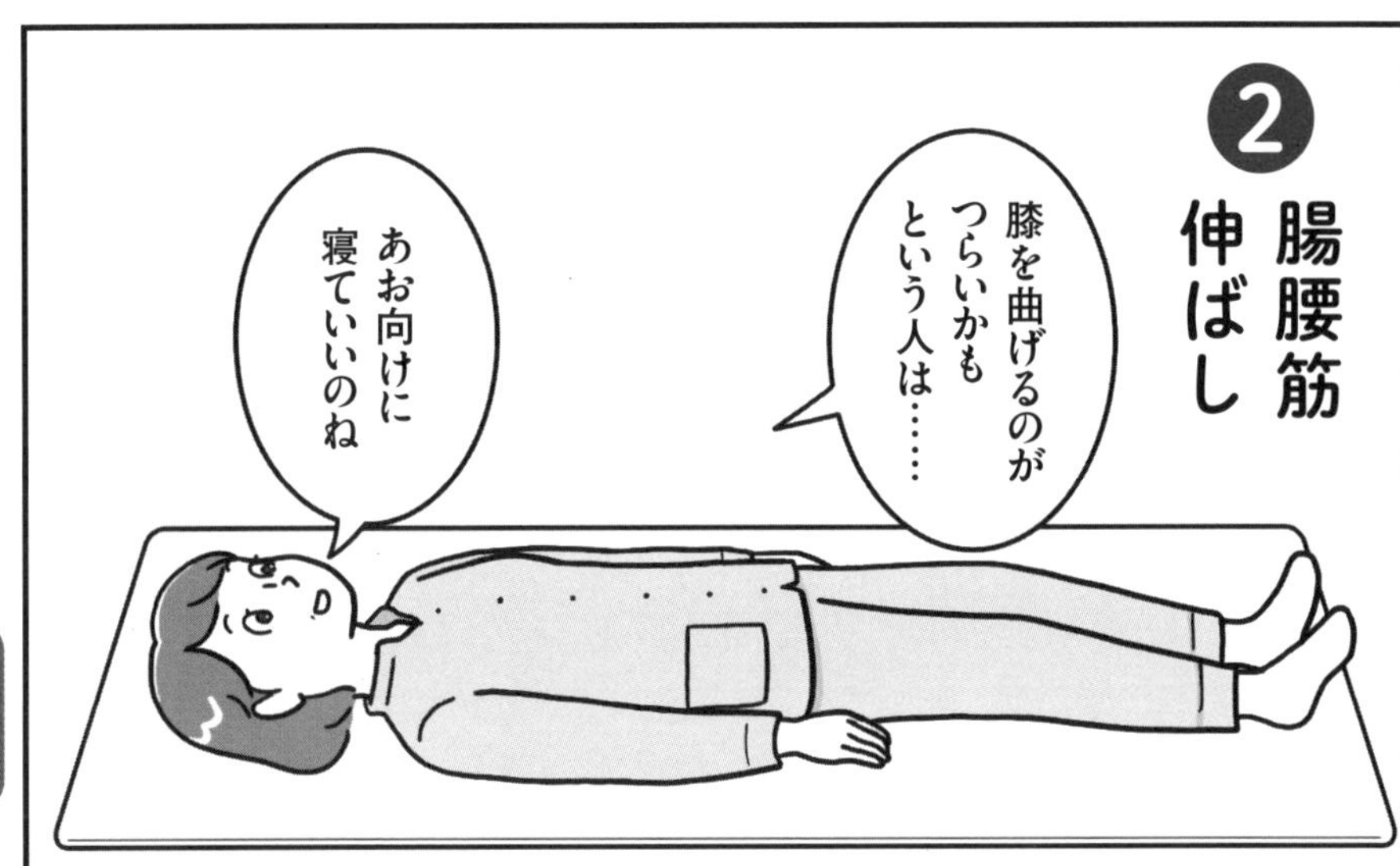

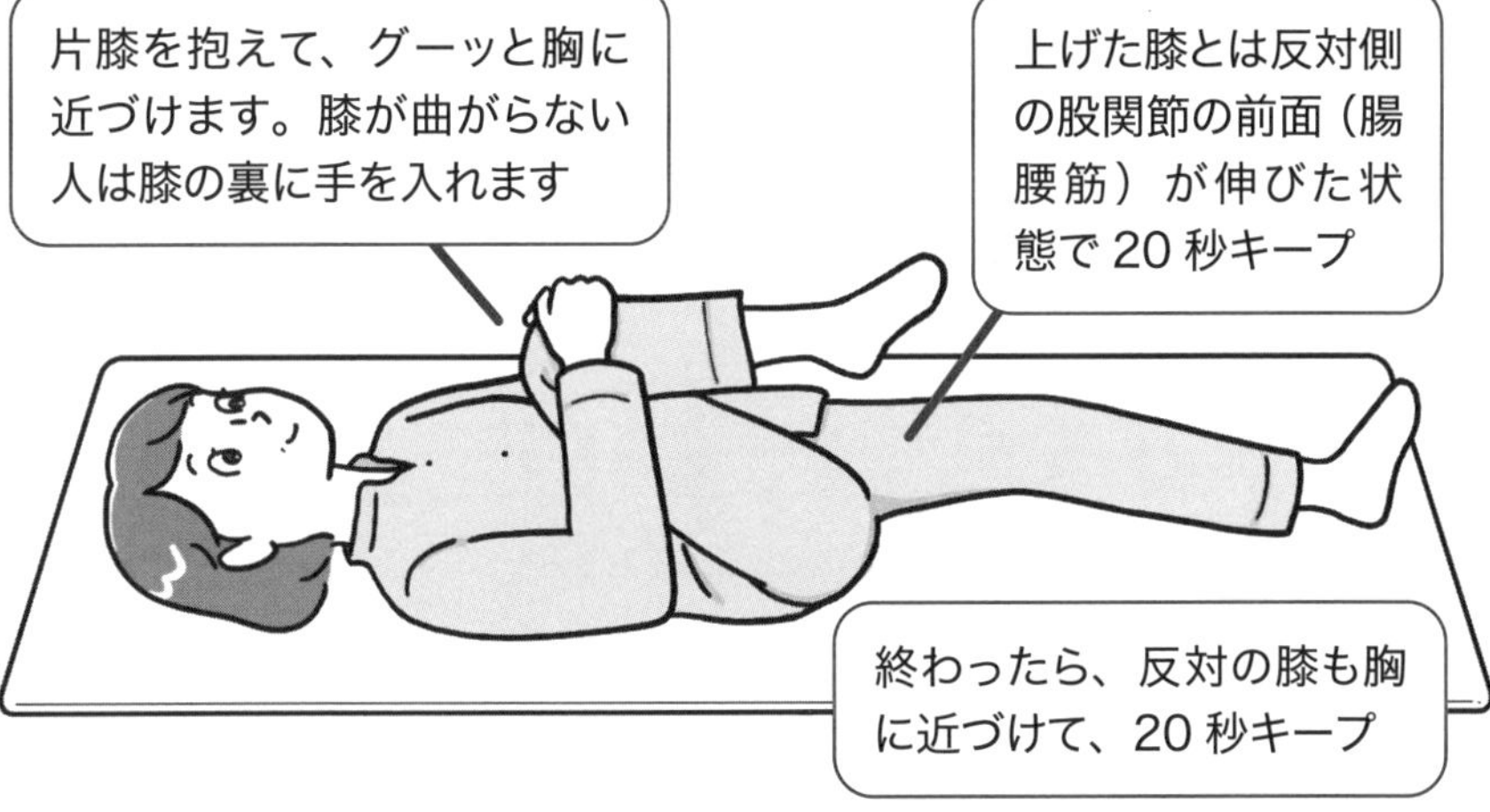

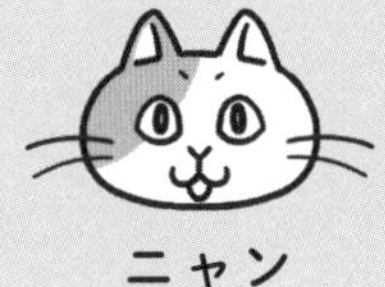

ニャン
ポイント

❶の「太もも伸ばし」で膝が痛いという人は、❷の「腸腰筋伸ばし」をお試しあれ。反り腰がきつい人やあお向けで足を伸ばすと腰痛が出る人は、膝を曲げて寝ても大丈夫。また、枕なしで寝るとアゴが上がってつらいという人は枕を入れても OK ニャン。

背中ねこ背
タイプ

巻き肩の矯正効果を高める！腕のねじれを取るストレッチ

次に、**腕のねじれも矯正**（66ページ）しましょう。４本の指をグーッと引っ張り、前腕の筋肉をストレッチします。

ひじから手のひらに向かって内側についているのが**前腕屈筋群**です。この中に円回内筋という筋肉があり、手首を内側に回す働きがあります。

長時間のデスクワークやパソコン作業、料理をしているとき、手のひらはずっと下を向いていています。その間は円回内筋が常に働いており、その状態で固まってしまいます。

すると、腕全体が内側にねじれて肩も内側に向き、**巻き肩**（左右の肩が内側に入っている状態）を引き起こし、肩甲骨が外側に引っ張られ、背中ねこ背の原因になります。

そこで腕のストレッチも行い、ねじれを取っておきましょう。すると、肩が開きやすくなり、次に行う巻き肩矯正のための**大胸筋のストレッチ**（70ページ）がスムーズに行いやすくなります。

長時間のデスクワークで手のひらは下を向いたまま

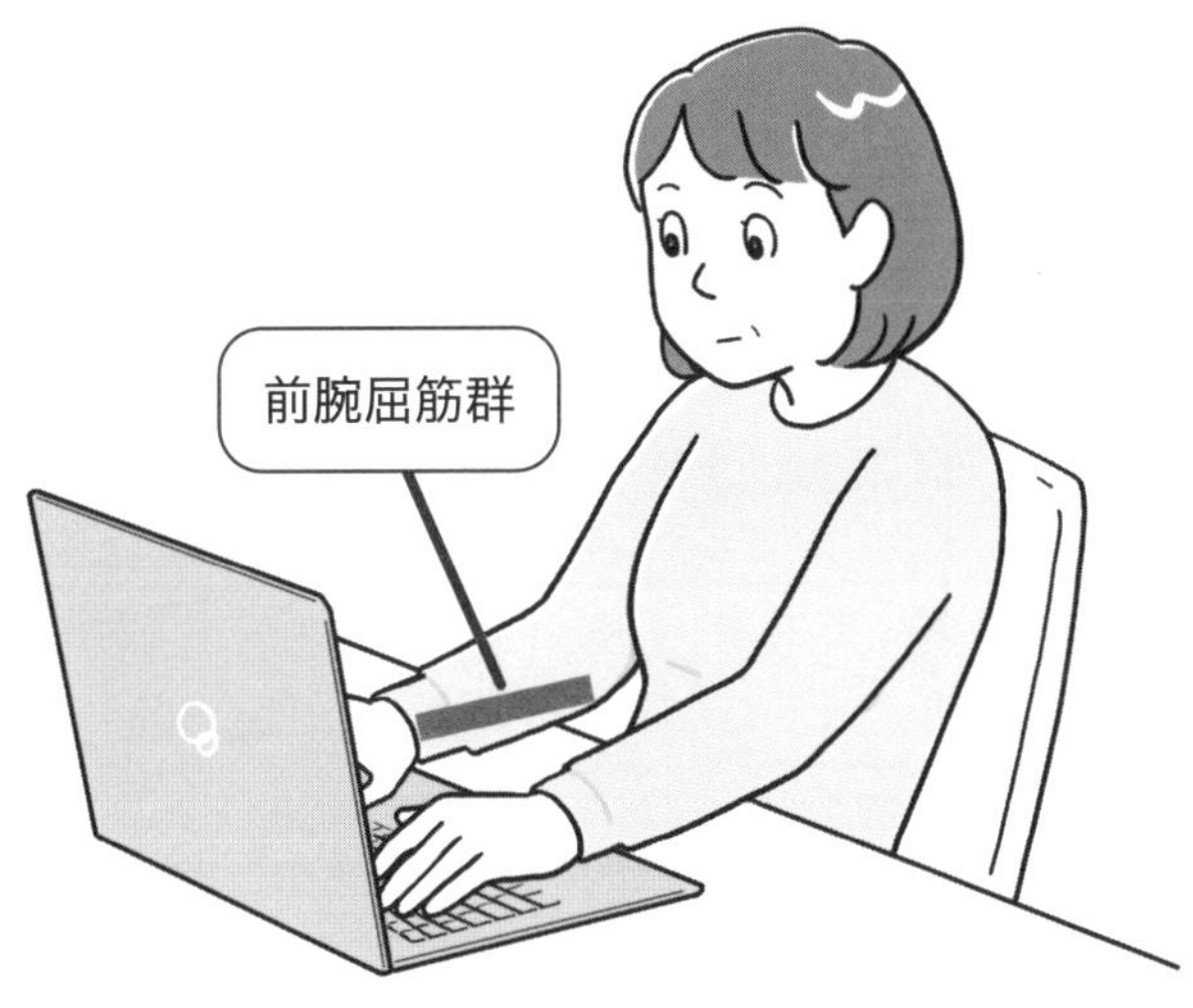

腕の内側のねじれを取って、巻き肩を解消！

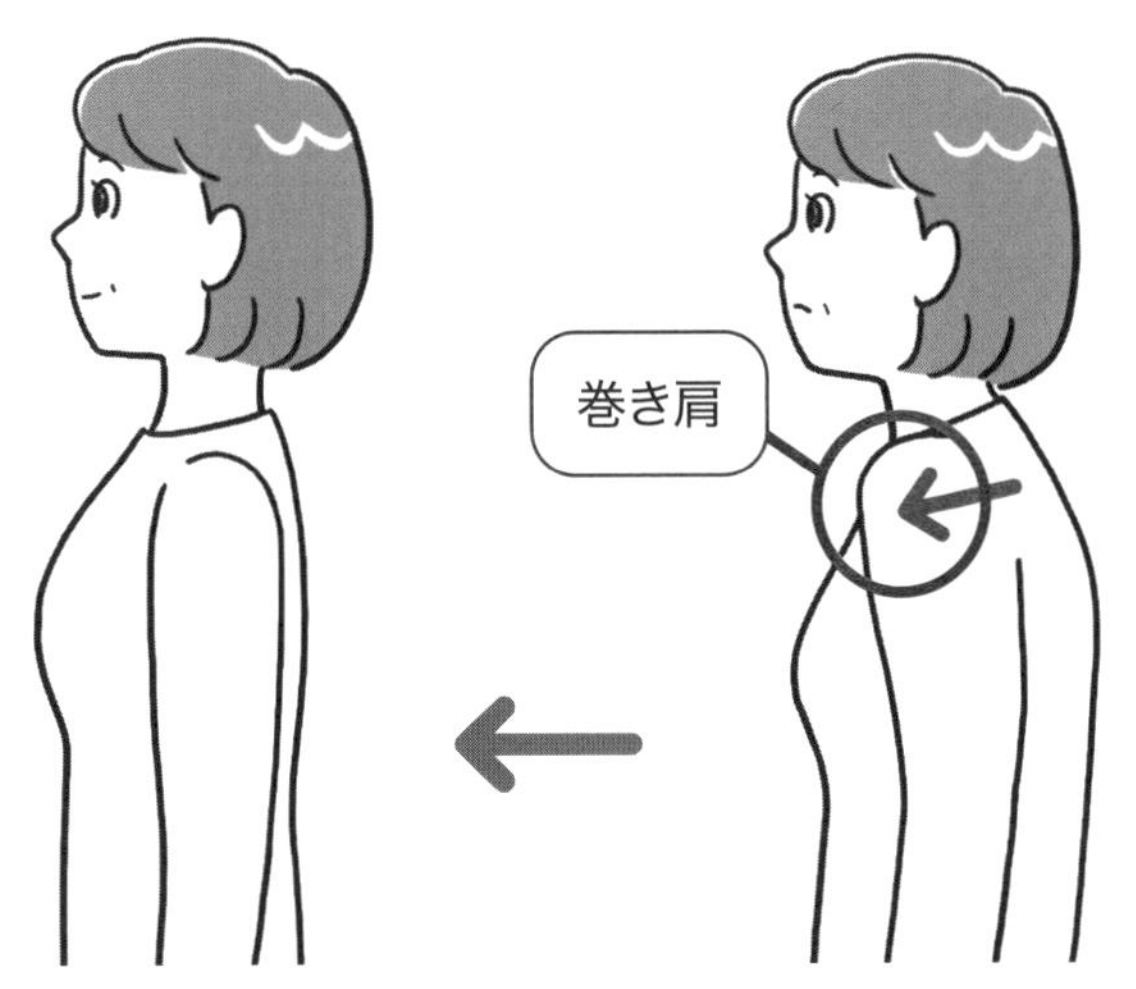

背中
ねこ背
タイプ

腕のねじれを矯正する寝ながらストレッチ

あお向けに寝ます
コレもやっておこう
片方の手を上げます
4本の指を反対の手でグーッと引っ張ります。20秒キープ
前腕の筋肉をストレッチします
反対の4本指も、グーッと引っ張り、20秒キープ

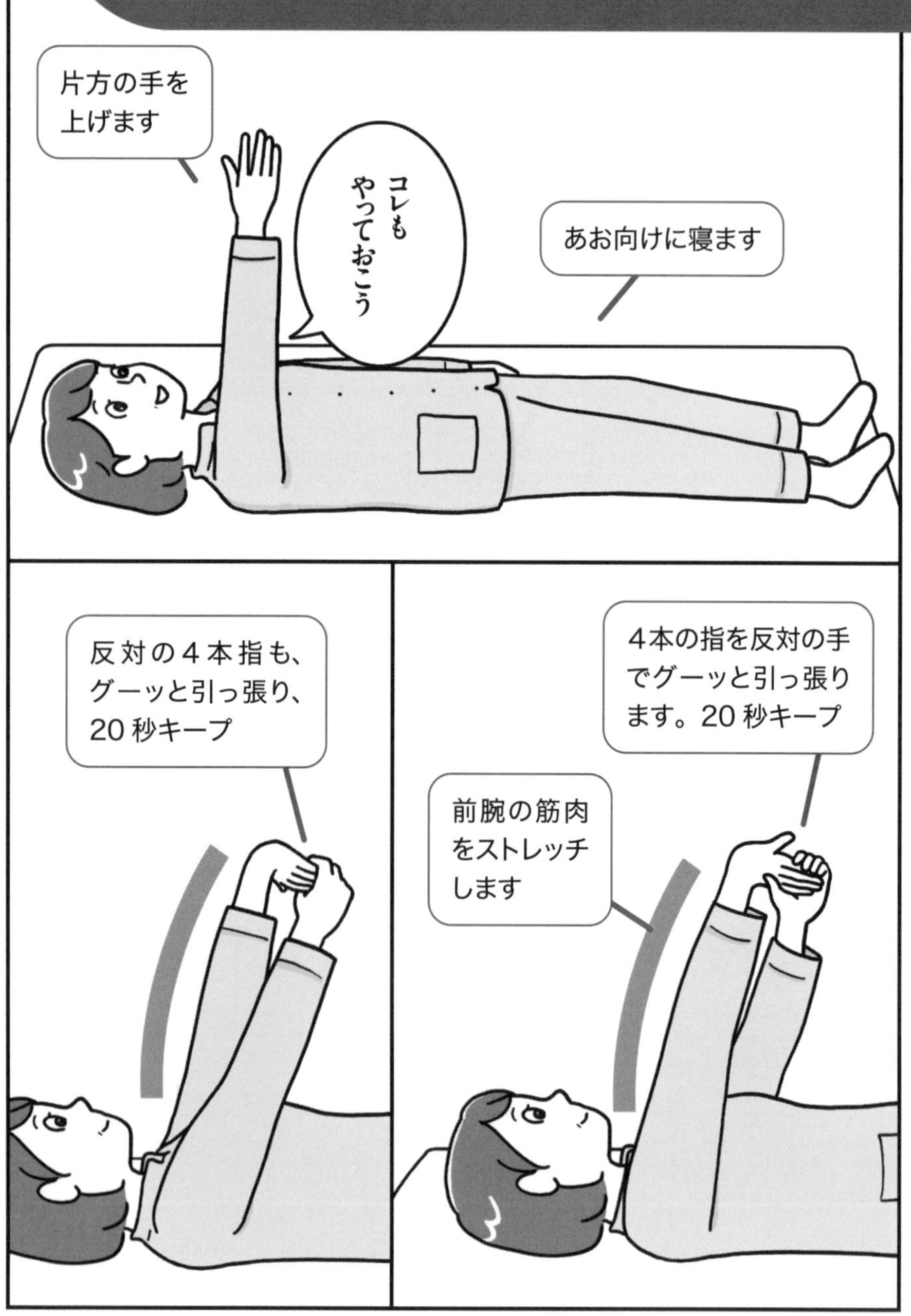

COLUMN 5

デスクや椅子の高さを意識して調節する

長時間のデスクワークが必要な仕事に就いている人は、机の高さに気をつけましょう。机の高さは、椅子に座って腕を机に下ろしたときに肩が上がらず、ひじの角度が90度になるくらいが理想的です。

ところが、肩が上がってしまうのなら、デスクが高いか、椅子が低いということです。まず、椅子の高さを調節しましょう。椅子の正しい座り方は、膝が直角に曲がり、足裏が床にちゃんとついている状態です。

椅子の高さを上げて深く座ったとき、足が浮いてしまうようであれば、足の下に台を置いて足裏がしっかり台に着くようにします。また底の厚いスリッパや上履きを履いてもいいでしょう。

その反対にデスクが低すぎる場合は、椅子を低くして調節すると膝が上がってしまい太ももが浮き、骨盤が安定しません。また、仕事をするときに常に前かがみの状態になってしまいます。

この場合は、デスクの高さを調節します。デスクの上に高さが調節できる小型デスクを置いたり、パソコンスタンドを置いたりしてデスク面を高くします。また、デスクの脚の下に置く「継ぎ脚」も通販サイトなどで販売されていますので、活用してはいかがでしょうか。

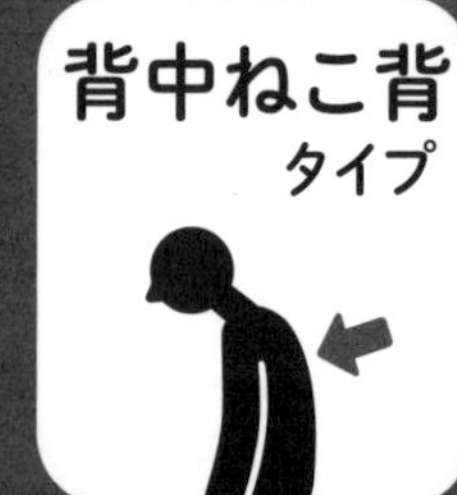

大胸筋ストレッチで巻き肩を矯正！ペットボトルで丸まった胸椎を伸ばす

70ページのストレッチでは、**大胸筋**を伸ばします。大胸筋は鎖骨、胸骨、上腕骨についている胸の大きな筋肉で、腕の曲げ伸ばしや肩を内側に回旋させる働きがあります。**この大胸筋が硬くなると肩を内側に引っ張り、巻き肩の原因に**なるのです。巻き肩になると肩甲骨の位置が外に広がり、背中が丸まっていきます。

大胸筋のストレッチは、ゆったりと呼吸しながら行います。息を止めないでください。斜め上方向で10秒間静止して手を下ろしていき、ほぼ真うしろで10秒間、斜め下方向に伸ばして10秒間静止します。この動作をスムーズに行います。斜め上から手をうしろに倒すときには力を抜き、自分の手の重みで手が下がっていくイメージで行いましょう。

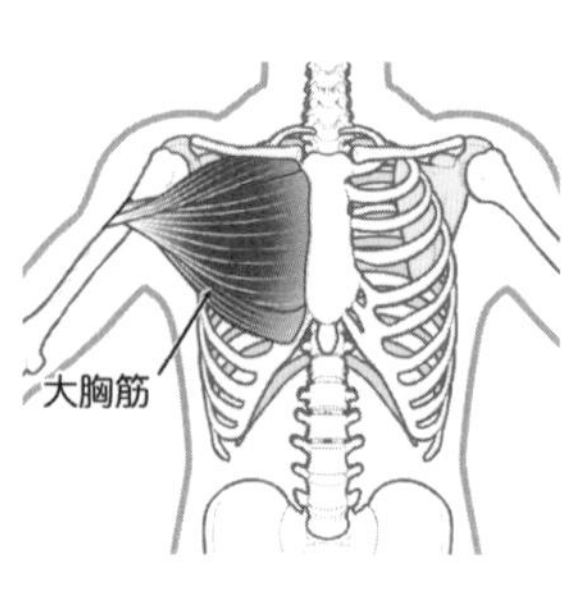

大胸筋は、大きな筋肉で上部・中部・下部と3つの線維に分か

れます。このストレッチでは3つの線維を順番に伸ばすことができます。

腕が上がっているときは下部、真ん中まで下ろすと中部、下にいくと上部が伸びて、大胸筋全体のストレッチができます。


次に、ペットボトルを使った**胸椎のストレッチ**（72ページ）を行います。胸椎は胸のあたりにある背骨です。このストレッチにより、丸まった背中を矯正していきます。

2ℓの空のペットボトルを用意します。これを背中の肩甲骨のあたり（女性であればブラジャーラインの上）に入れて、バンザイをして寝るだけです。ペットボトルを入れる場所は実際に入れてストレッチしたときに、**気持ちよく背中の伸びが実感できる場所**があれば、そこに入れてもいいでしょう。痛みを少しでも感じる箇所は避けてください。

ペットボトルの厚さは空気を抜いて調節します。バスタオルやクッションでも代用できますが、厚さが調節できるペットボトルのほうが使いやすいと思います。

背中ねこ背と首ねこ背を併発している人の中には、首の下にペットボトルを入れて寝るストレッチ（52ページ）も、同時に行いたい人がいるかもしれません。しかし、実際にやってみると、首とペットボトルの間に隙間ができてしまい効果が得られません。ですから、背中ねこ背と首ねこ背のペットボトルを使ったストレッチは別々に行ってください。

背中
ねこ背
タイプ

バンザイしながら、巻き肩を矯正する寝ながらストレッチ

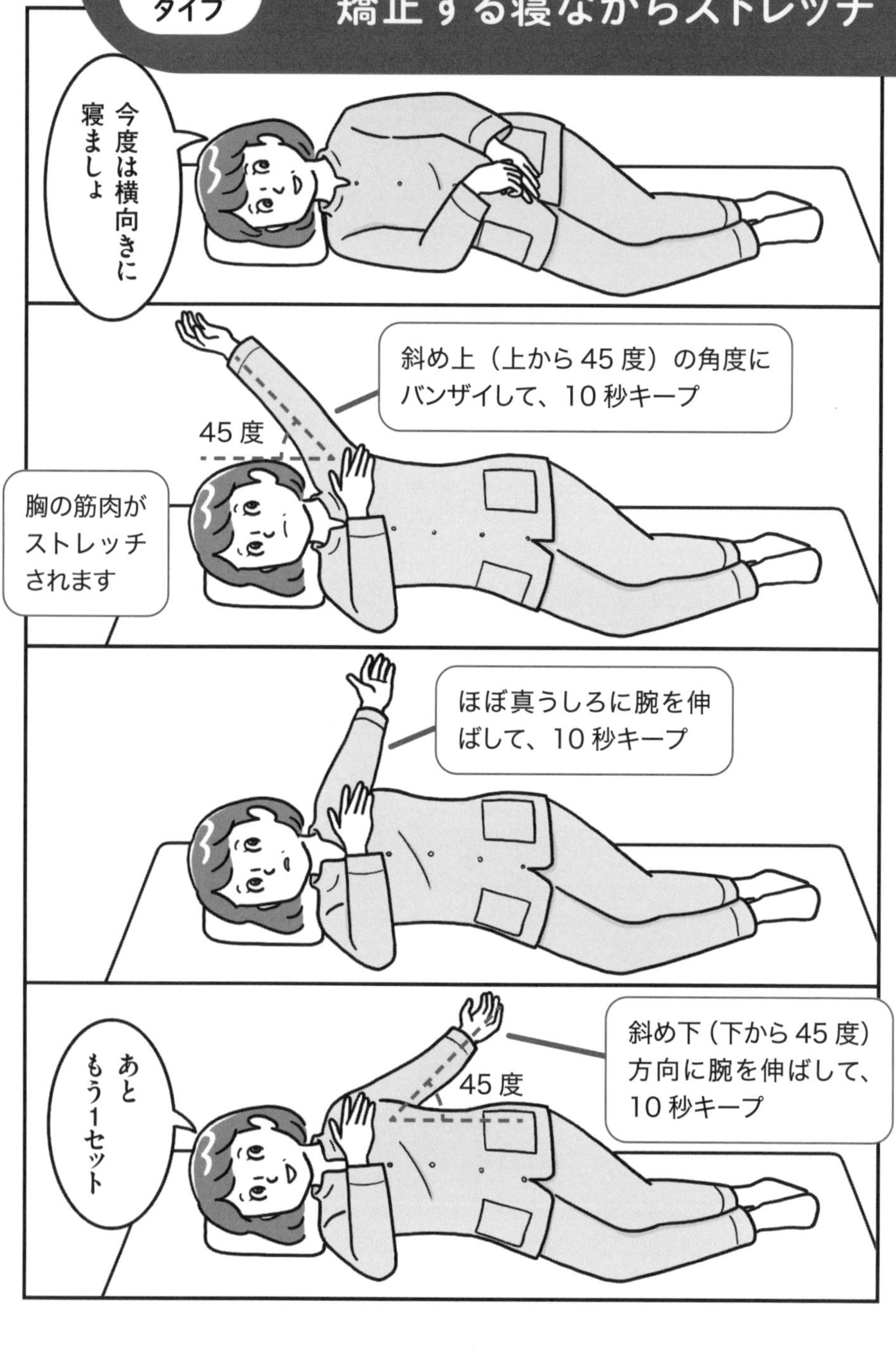

今度は横向きに寝ましょ

斜め上（上から45度）の角度にバンザイして、10秒キープ

45度

胸の筋肉がストレッチされます

ほぼ真うしろに腕を伸ばして、10秒キープ

斜め下（下から45度）方向に腕を伸ばして、10秒キープ

45度

あともう1セット

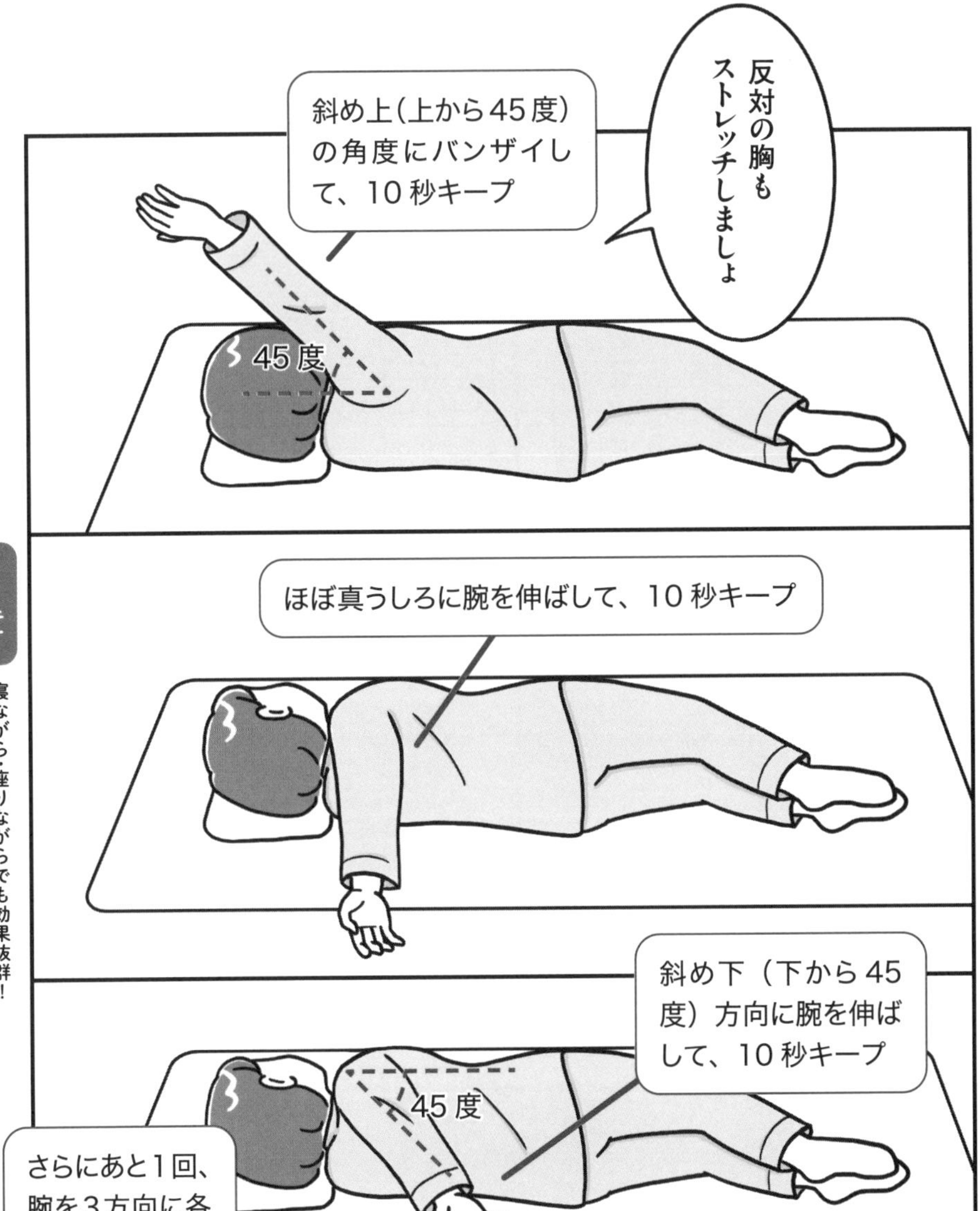

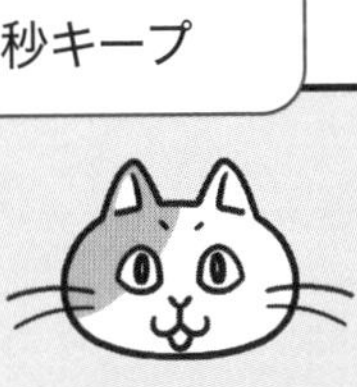

斜め上（上から45度）の角度にバンザイして、10秒キープ

反対の胸もストレッチしましょ

45度

ほぼ真うしろに腕を伸ばして、10秒キープ

斜め下（下から45度）方向に腕を伸ばして、10秒キープ

45度

さらにあと1回、腕を3方向に各10秒キープ

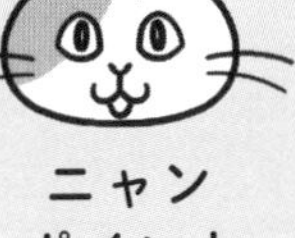

ニャンポイント

巻き肩矯正では、両方の腕をストレッチします。腕を3方向に伸ばして、10秒ずつ負荷をかけたあと、さらにもう1回、3方向に各10秒キープします。肩や腕の力はだらんと抜いて、自分の腕の重みを使って、巻き肩を改善していくニャン。

背中 ねこ背タイプ ペットボトルで背中の曲がりを矯正する寝ながらストレッチ

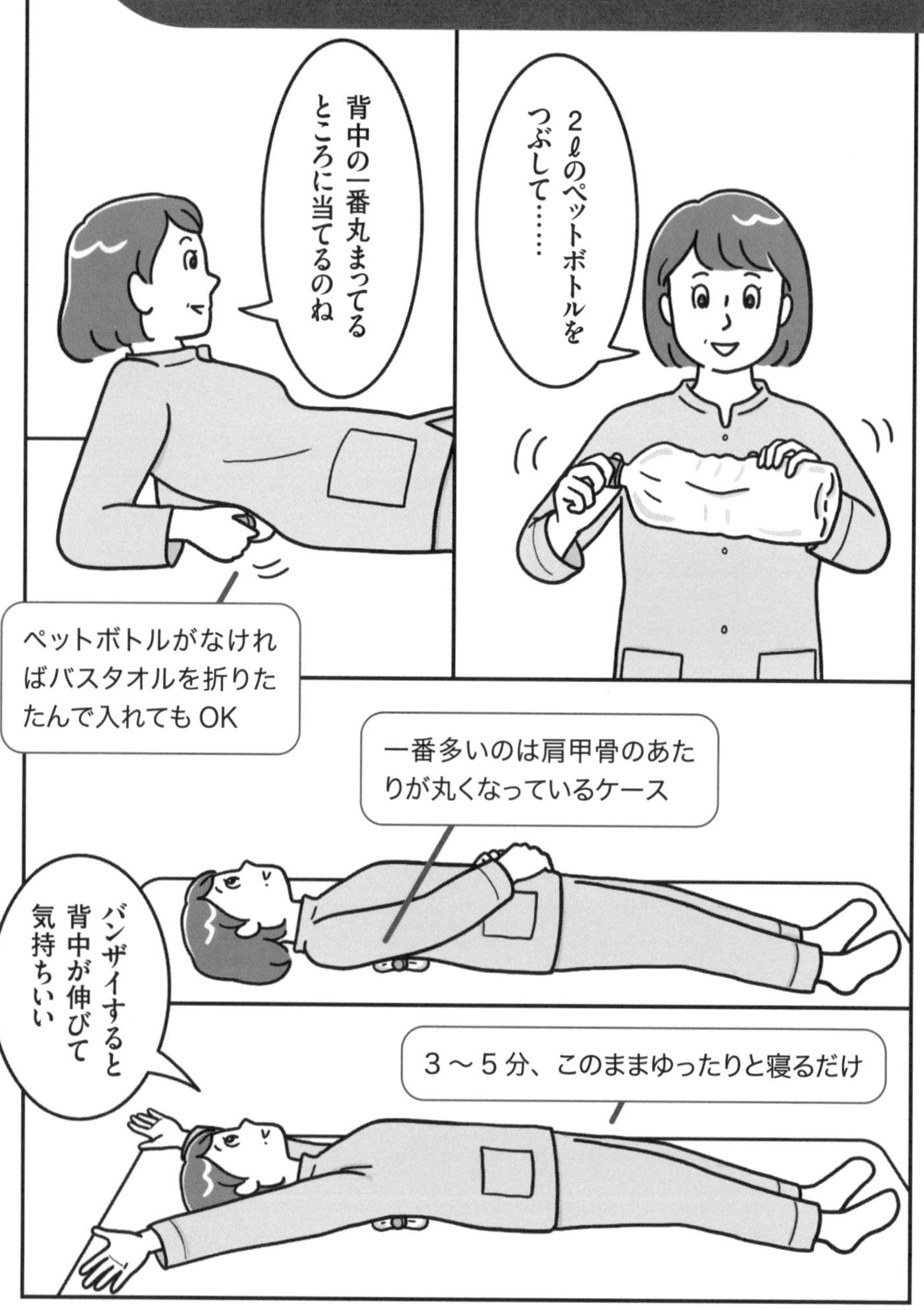

COLUMN6

デスクワークが続いたら、椅子や壁を使って胸椎を伸ばす

昼間、デスクワークでずっと座っていると背骨にも腰にも負担がかかり、ねこ背の原因や悪化にもつながります。本当は昼間に横になって背中を伸ばし、腰を休ませるのが大事なのです。とはいえ、仕事をしていればなかなか横になるのは難しいでしょう。

そんなとき、椅子の背もたれを使って背中を伸ばしてあげましょう。**背もたれに胸椎（背中）が当たる椅子に座り、背もたれを支点にグーッと背中を反らせます。**

また、壁を使って背中を伸ばす方法もあります。**壁を押して、息を吐きながら背中を反らせます。**

どちらも背中全体を伸ばすストレッチで、これだけでも背中や肩のこりをほぐします。ぜひお試しください。

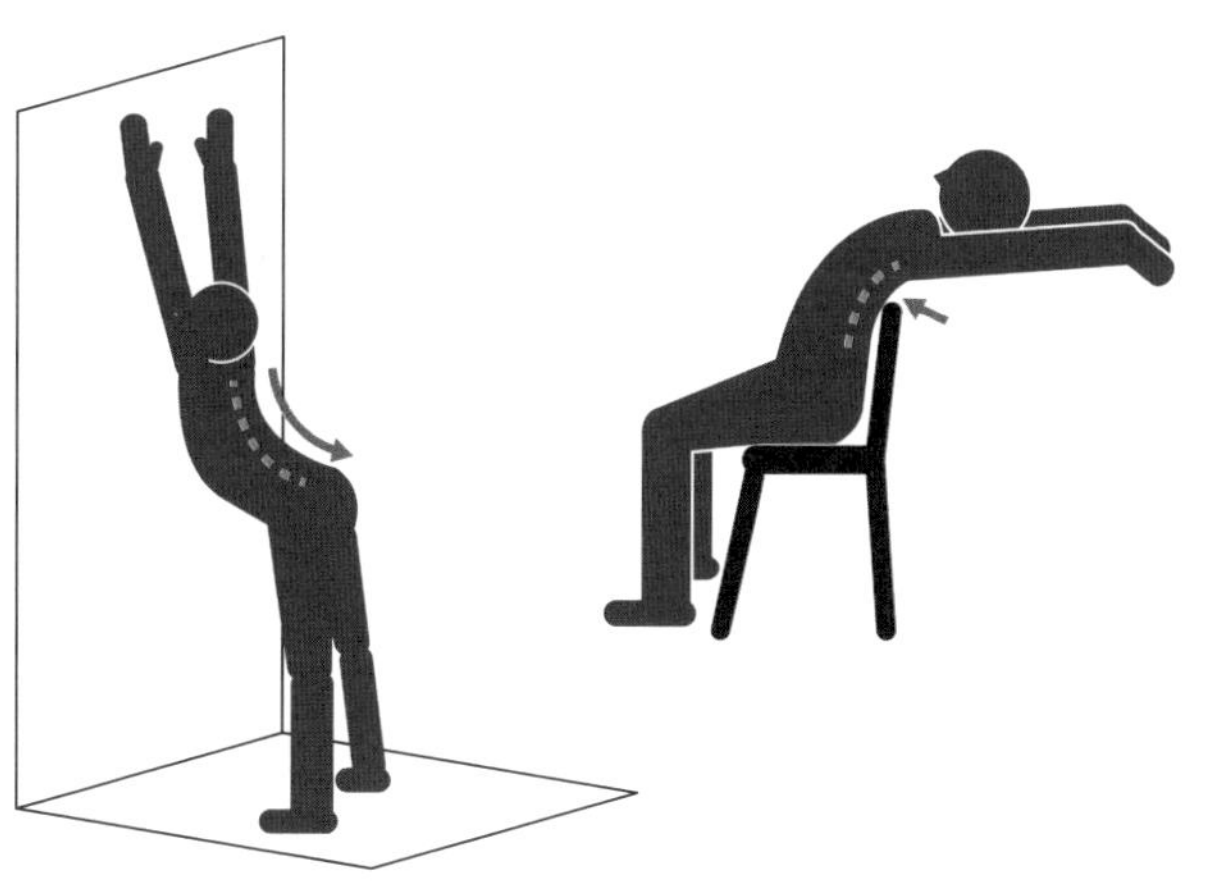

腰ねこ背
タイプ

太もも裏を伸ばして骨盤の後傾を矯正！腹直筋のストレッチで腰を伸ばす

腰ねこ背の人は、最初に❶**骨盤の後傾を矯正する**ハムストリングのストレッチ（76ページ）から始めましょう。ハムストリングは太ももの裏の筋肉で、骨盤の坐骨から膝裏にかけてついています。

この筋肉が硬くなると、骨盤がうしろに倒れていきます。骨盤が後傾すると腰椎の弯曲がなくなり、腰ねこ背を発症する原因のひとつになるのです。また、腰ねこ背の人はハムストリングが硬くなり、腰が伸びにくくなっていると言っていいでしょう。そこで太ももの裏をストレッチし、腰を伸ばしやすくします。

あお向けに寝て、自分の胸のほうに足を引きつけると、ちょうどお尻から膝裏にかけてストレッチされます。このストレッチでは膝を無理に伸ばす必要はありません。ハムストリングのストレッチなので、お尻から膝までの太ももの裏が伸びれば十分に効果はあります。膝は伸ばせる範囲で伸ばして、足の裏を天井方向にグッと向けるとその時点でふくらはぎにストレッチがかかり、さらに足を胸に引きつけると太ももの裏も伸びます。

次にうつぶせでひじをついて寝る、❷**腹直筋ストレッチ**（77ページ）です。ハムストリングを伸ばすと骨盤の後傾が少し矯正できるので腰が伸びやすくなり、この体勢が取りやすくなると思います。ストレッチの目的は、**腹直筋というお腹の筋肉を伸ばす**ことです。腹直筋は肋骨、みぞおちのあたりから恥骨までついている筋肉です。腰ねこ背で腰がずっと丸まっている人はこの筋肉が縮みっぱなしになっています。

ハムストリングと腹直筋を伸ばしたら、**ペットボトルを使って腰ねこ背を矯正**（78ページ）します。背中ねこ背と同じように2ℓの空のペットボトルをみぞおちの真裏あたりに入れます。厚さは気持ちのいい厚みに調節してください。昼間、ずっと座っている姿勢が続いたら、夜に寝ながらストレッチをして腰を伸ばしましょう。

足を伸ばすのがつらければ膝を曲げても大丈夫。首がしんどい人は枕を入れてください。

骨盤の後傾

ハムストリング

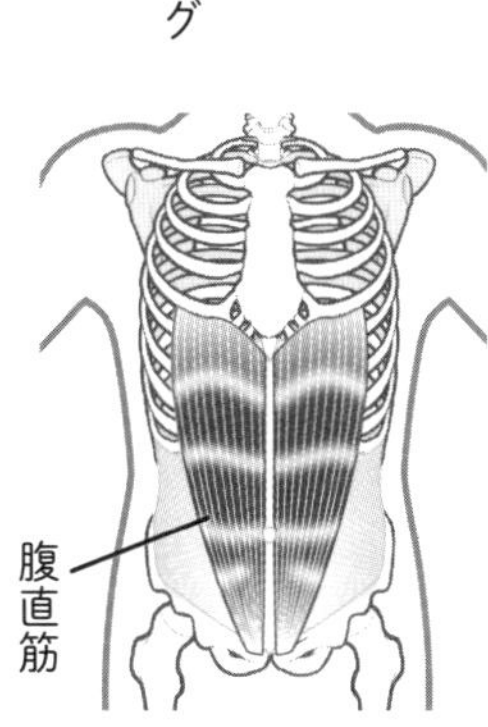

腰ねこ背タイプ

骨盤を矯正し、腹直筋を伸ばす寝ながらストレッチ2種

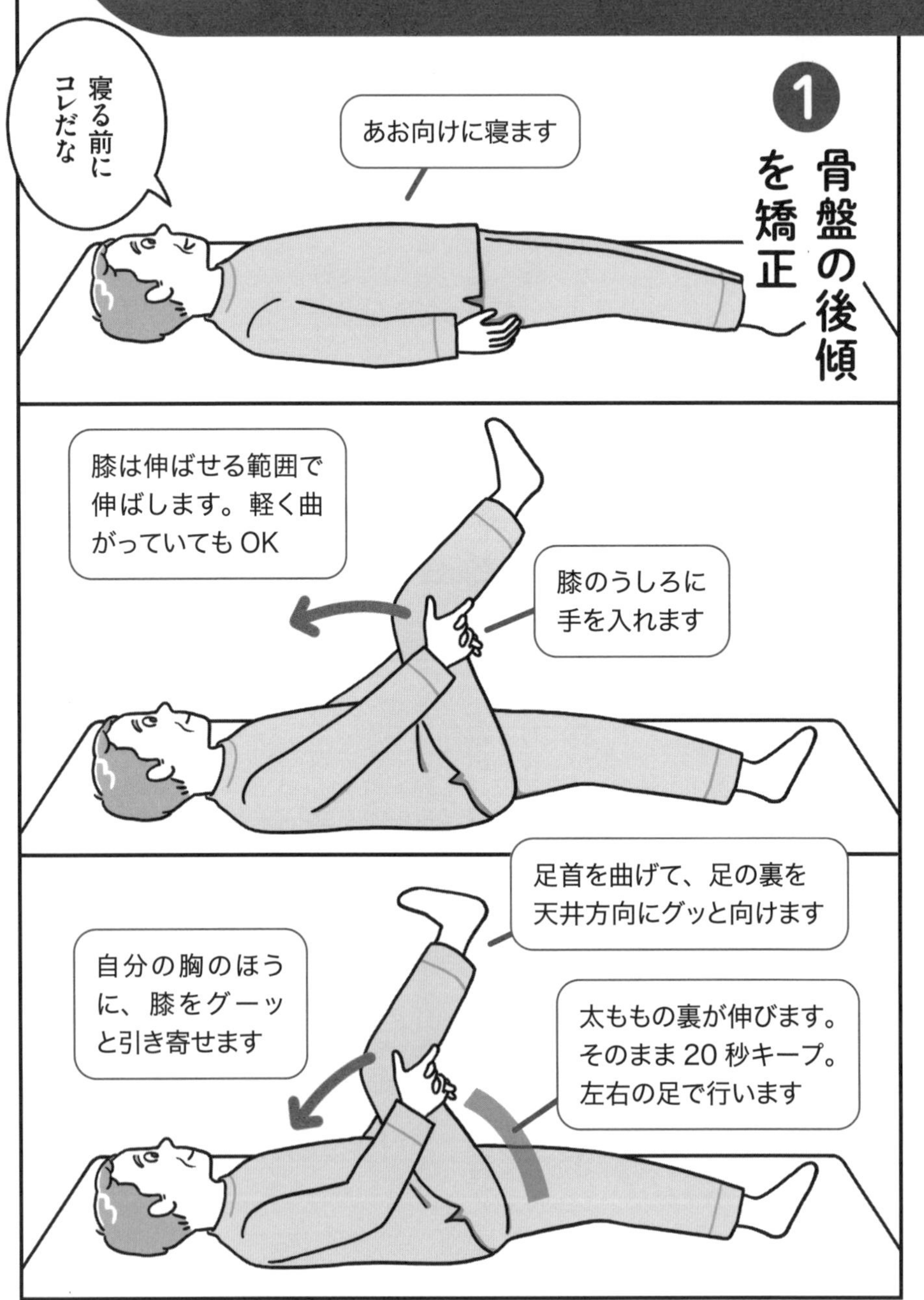

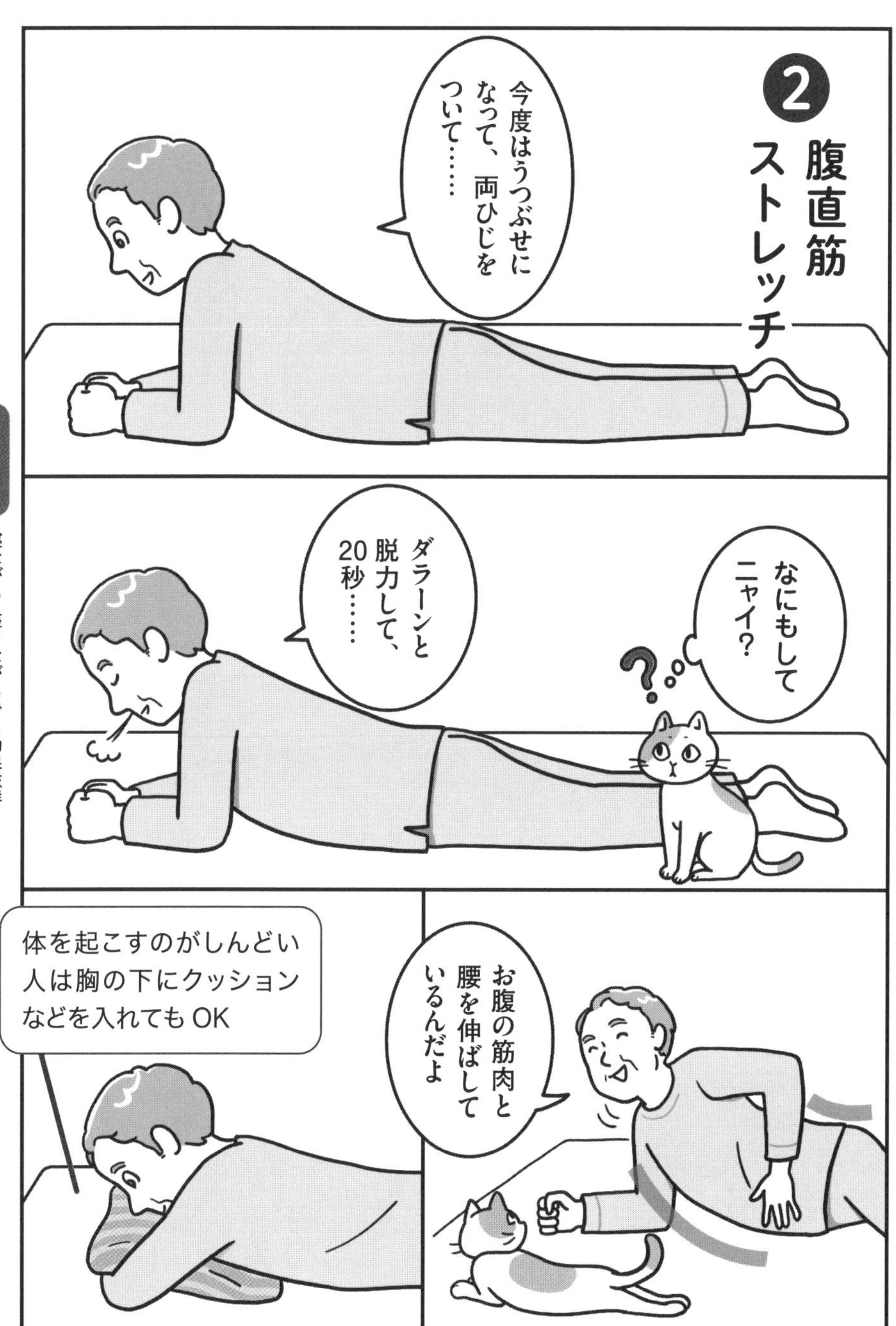
2
腹直筋ストレッチ
今度はうつぶせになって、両ひじをついて……
なにもしてニャイ?
ダラーンと脱力して、20秒……
お腹の筋肉と腰を伸ばしているんだよ
体を起こすのがしんどい人は胸の下にクッションなどを入れてもOK

腰ねこ背タイプ

ペットボトルで腰の曲がりを矯正する寝ながらストレッチ

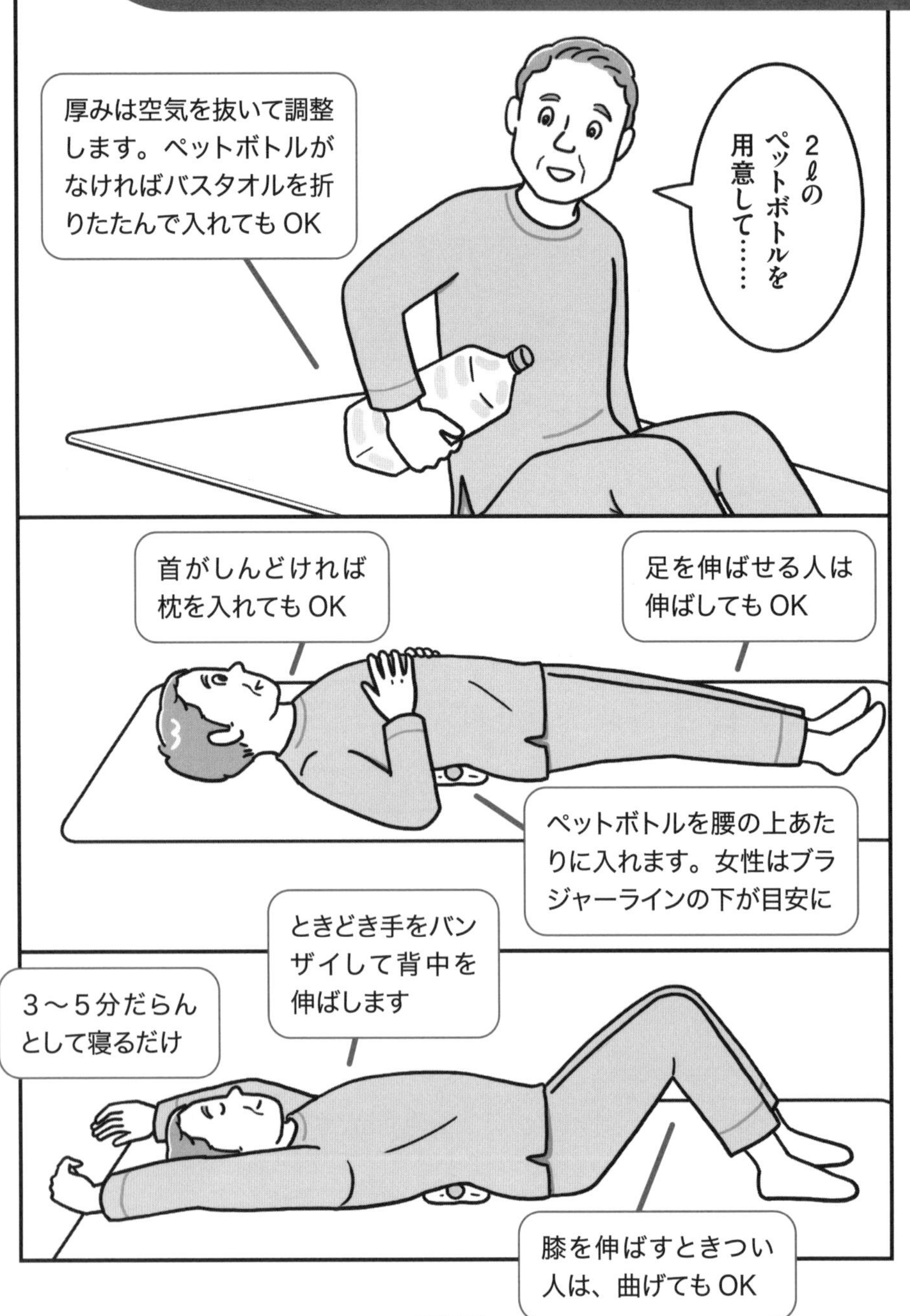

2ℓのペットボトルを用意して……
厚みは空気を抜いて調整します。ペットボトルがなければバスタオルを折りたたんで入れてもOK
首がしんどければ枕を入れてもOK
足を伸ばせる人は伸ばしてもOK
ペットボトルを腰の上あたりに入れます。女性はブラジャーラインの下が目安に
3～5分だらんとして寝るだけ
ときどき手をバンザイして背中を伸ばします
膝を伸ばすときつい人は、曲げてもOK

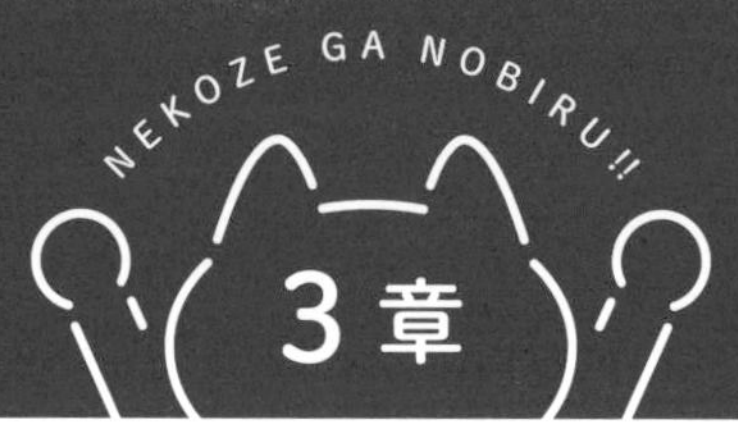

ラク～にできて

体のゆがみを解消！

バランス調整ストレッチ

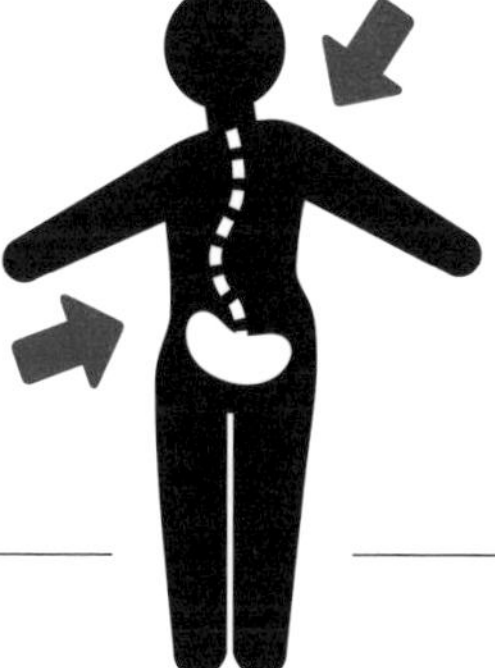

ゆがみやねじれが腰痛、肩こりの原因に、バランス調整でねこ背も不調も解消！

2章で紹介したねこ背を改善する筋トレやストレッチを毎日続けていると、徐々にストレートネックや丸くなった背中も元に戻ってくると思います。だからといって、油断は禁物です。

仕事や日常生活で首や背骨に負担がかかる姿勢を続けていると、ねこ背は再発します。ですから、ねこ背を改善する筋トレとストレッチは続けていきましょう。

そして、ねこ背の改善と同時に、**体のバランスを整えるストレッチもときどき行って**ほしいと思います。ねこ背と体のバランスは無関係ではありません。

ねこ背の原因として、長時間のデスクワーク、スマホやパソコンの操作がありました。ずっと下を向いて座っている姿勢は体のバランスを崩し、体のゆがみにもつながります。また、足を組んだり、横座りをしたり、いつも同じ肩にバッグを掛けるといった生活習慣も、体のバランスを崩す原因になります。

鏡に自分の姿を映して、肩や骨盤の左右バランスが整っているかを確認してみましょう。**肩の高さ**（84ページ）**や腰のくびれ**（86ページ）**が左右で違っていたら、体のバランスが悪く、ゆがんでいる証拠**です。このゆがみは背骨に負担をかけます。それが腰痛や肩こりなどの痛みを引き起こす原因にもなりかねません。

体のゆがみは、ストレッチで解消できます。例えば、鏡を見て、左肩より右肩のほうが上がっていると気づいたら、右肩だけストレッチをすれば整っていきます。

これは毎日行う必要はなく、鏡を見て「左右のバランスが崩れているな」と気がついたら、その都度、行えば大丈夫です。

また、**ねこ背の人のほとんどが、腰椎（腰の骨）のねじれ**を持っています。腰椎のねじれとは、腰椎が右か左にほんの少し回旋している状態を指します。ねじれをそのままにしておくと腰痛ばかりか、背骨に存在する脊柱管内の神経を圧迫する「脊柱管狭窄症」にもつながりかねません。脊柱管狭窄症ではお尻から足にかけてのシビレを発症します。

腰椎がどちらにねじれているかを寝ながらチェック（92ページ）して、そのままねじれを元に戻すストレッチをしましょう。このストレッチはとても簡単です。就寝前に行うだけで、腰痛予防にもなります。

肩・骨盤の高さ

肩の上部僧帽筋をゆるめ、骨盤・背骨のゆがみを治す

まず鏡の前で、**肩の高さが左右で違っていないかを確認**しましょう（84ページ）。明らかに異なる人はかなりいます。**高さが違うのは上部僧帽筋という筋肉が硬くなっているせい**です。僧帽筋は、首から肩や背中の上部にかけて広がっている大きな筋肉で、上部・中部・下部に分かれます（45ページ）。

上部は頭のうしろから鎖骨の外側くらいまでついている筋肉で、肩の上げ下げ、首を動かすときや腕を上げるときに働きます。この筋肉が硬くなると肩を持ち上げてしまうのです。硬くなる原因としては骨盤がゆがんでいて、そのバランスを取るために肩を上げ続けている結果、固まってしまう、もしくはショルダーバッグを常に右か左か、同じ片側に掛けているために固まってしまうといったことが考えられます。

上がっているほうの肩の上部僧帽筋をストレッチして、筋肉をゆるめます。すると肩の高さが整ってきます。これは上がっているほうの肩だけストレッチすれば大丈夫です。

肩の高さに加え、腰のくびれもチェックする

お風呂に入る前などに鏡を見て、腰のくびれをチェックしてみましょう（86ページ）。腰のくびれ具合が左右で違う人がいると思います。本来、骨盤の高さは左右で同じなのですが、**どちらか一方の骨盤が下がると、下がっているほうの腰のくびれがなくなり、さらに反対側の骨盤が上がり、そちらの腰にくびれができる**のです。

例えば、右が左よりくびれていたら、左の骨盤が下がり、右の骨盤が上がっていることになります。そして右の骨盤が上がると、背骨はバランスを取ろうとして左にカーブしていきます。**骨盤のゆがみが背骨のゆがみにもつながる**のです。86ページのストレッチでは、下がっている骨盤を上げて、左右の骨盤の高さをそろえて、背骨のゆがみも矯正します。

うつぶせに寝て、足をカエルのようにして、股関節をギュッと曲げると下がっているほうの骨盤をグッと持ち上げることになります。股関節を曲げると痛みが出る人は、無理に曲げないで痛みが出ない範囲でストレッチを行ってください。

肩と骨盤の高さ調整は、必ずしも両方行う必要はなく、どちらか気になるところを調整すればOKです。また、肩の高さと腰のくびれが特に気にならなければ、ストレッチを行う必要はありません。

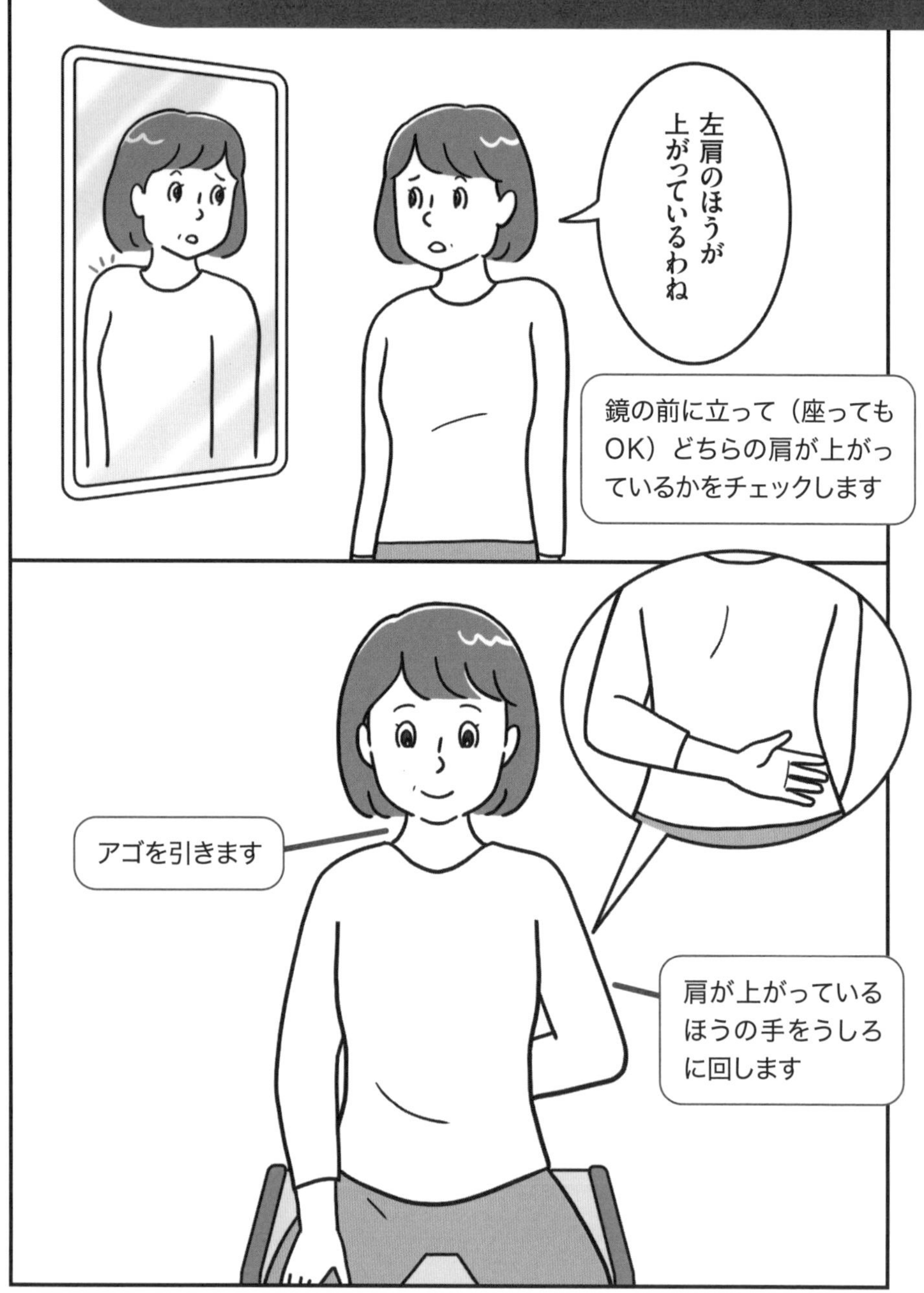
肩・骨盤の高さ
鏡の前でチェック！
左右の肩の高さをそろえる
左肩のほうが上がっているわね
鏡の前に立って（座っても
OK）どちらの肩が上がっ
ているかをチェックします
アゴを引きます
肩が上がっている
ほうの手をうしろ
に回します

肩が上がっている側
首から肩にかけて走る筋肉（上部僧帽筋）をストレッチします
頭を肩が上がっている側とは反対に倒します。倒した頭を手で引っ張って20秒キープ

肩の高さがそろった

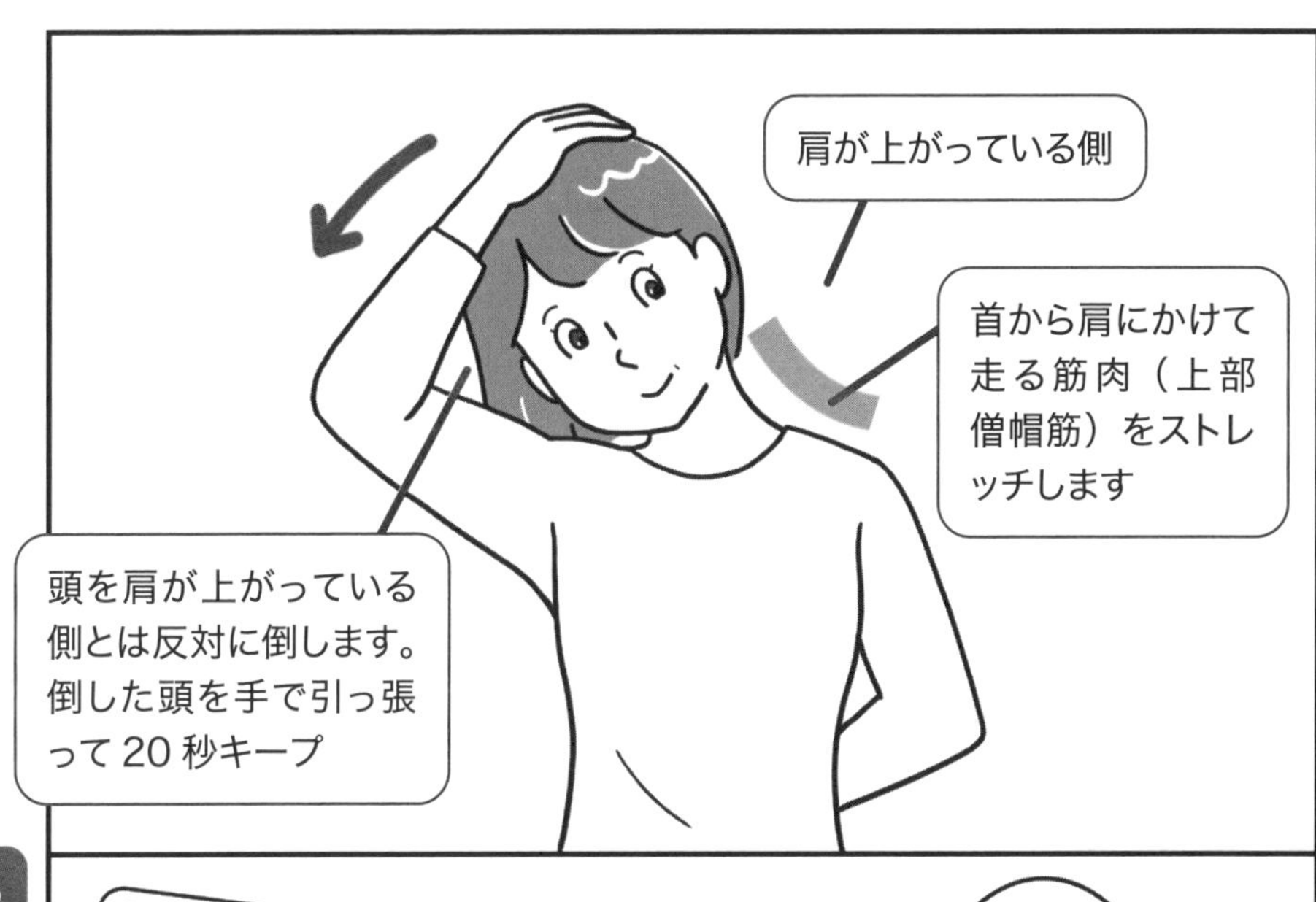

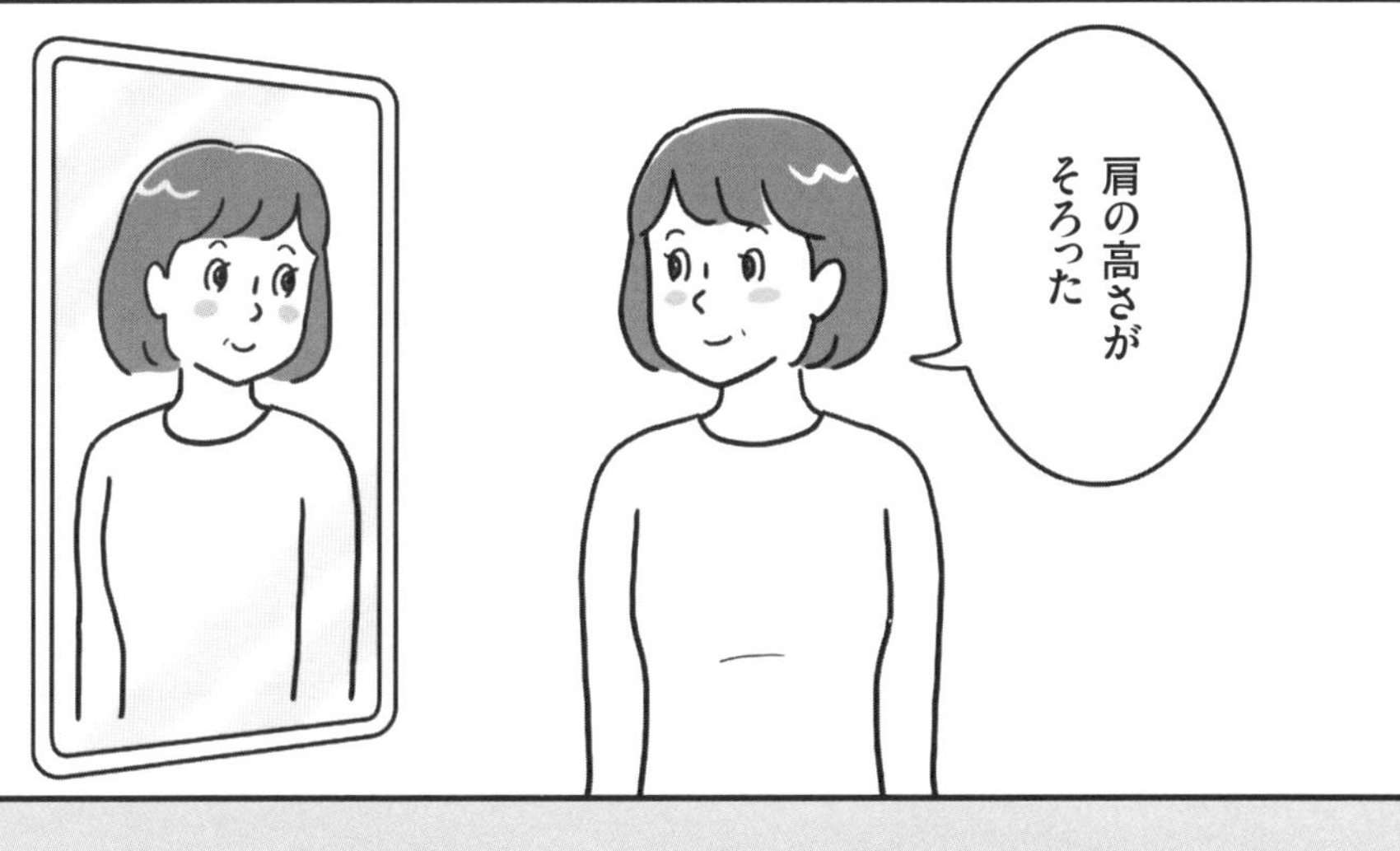

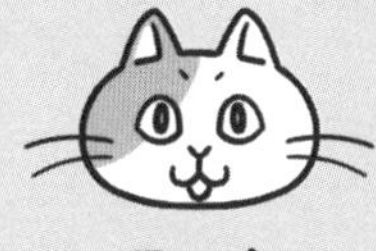

ニャンポイント

ストレッチは上がっているほうの肩の手をうしろに回して、アゴを引いた姿勢で、ちょっとイタ気持ちいいくらいが最適です。上部僧帽筋が硬くなると肩こりの原因にもなります。このストレッチは肩こりの緩和にもなるニャ。

肩・骨盤の高さ

うつぶせゴロ寝ポーズで、骨盤のゆがみを整える

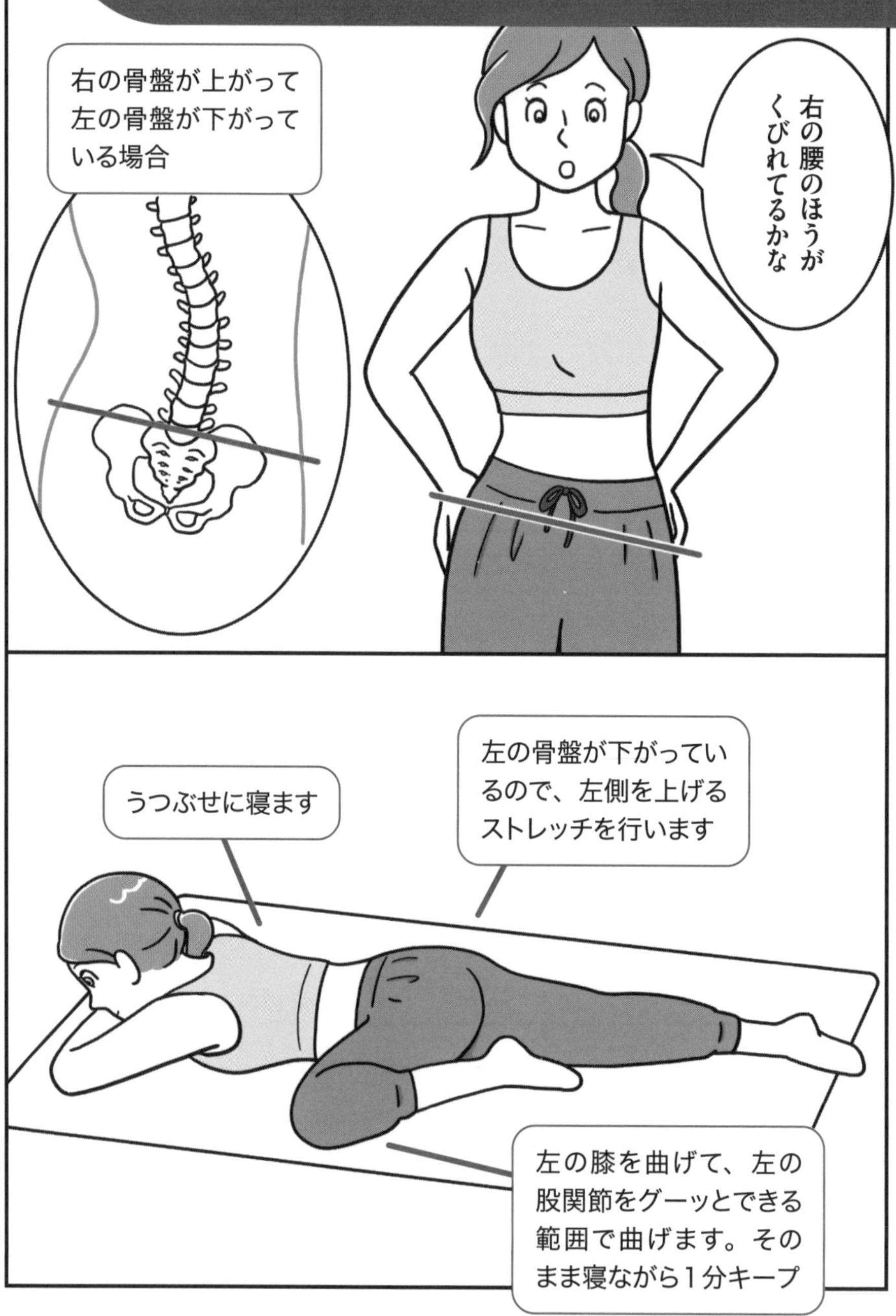

COLUMN 7

骨盤矯正クッションは使ったほうがいいの？　よくないの？

デスクワークなどで長時間、座り仕事をしている人の中には「骨盤矯正クッション」といった製品を使用している人もいるかもしれません。これは、座ったときに、骨盤を立て、正しい姿勢をサポートするというクッションで、なかには腰痛対策になると宣伝しているものもあります。

私は、この骨盤矯正クッションを使うのはかまわないと思いますが、**長時間の使用は避けてほしいと思います。**

このクッションを使っていると筋肉が疲れてきても、骨盤を立て、背筋を伸ばす姿勢をとらされます。115ページでも紹介していますが、筋肉を使った座り方、筋肉を休ませる座り方、これを交互にしてほしいのです。

クッションを使っても、背中を丸めた姿勢の筋肉を休ませる座り方ができるのならいいのですが、できないのなら、**クッションを外して、だらんとした姿勢で座れる時間をつくりましょう。**

実は、**骨盤矯正クッションを使ってしまうと自分自身の筋肉をほとんど使わないので、あまり筋トレにはならない**のです。そういう意味でも骨盤矯正クッションには、あまり頼り過ぎず、長時間使用し続けないように注意したほうがいいでしょう。

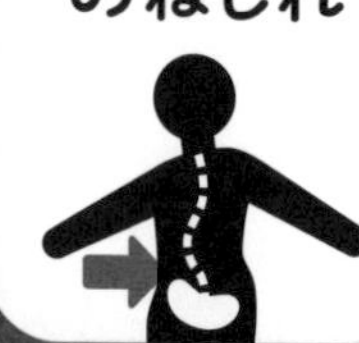

ねこ背の人のほとんどに腰椎のねじれが発生している！

ねこ背で胸椎の動きが悪くなると、腰椎にねじれが生じやすくなります。腰椎のねじれは、腰痛症状からさらには脊柱管狭窄症の原因になることもあります。そこでねこ背を治すストレッチと同時に、腰椎のねじれを矯正するストレッチもしておきましょう。

さて、こう書きましたが、みなさんの中には「腰椎のねじれって？」という疑問を持った人がいると思います。そこで、ねじれについて少し説明しておきます。

今まで私は多くの脊柱管狭窄症の患者さんに痛みを緩和する施術を行ってきましたが、触診してわかったのは患者さんの腰椎がゆがんでいることでした。

患者さんの背骨を上から下へ指でなぞっていくとまっすぐに並んでいるはずの腰椎が右か左にカーブして、そして腰椎の棘突起（きょくとっき）という尖ったところが左右どちらかにわずかにずれているのがわかるのです。

さらに正確にいえば、ずれているというよりもねじれているのです。それも10度にも満

腰椎のねじれとは?

左ねじれ

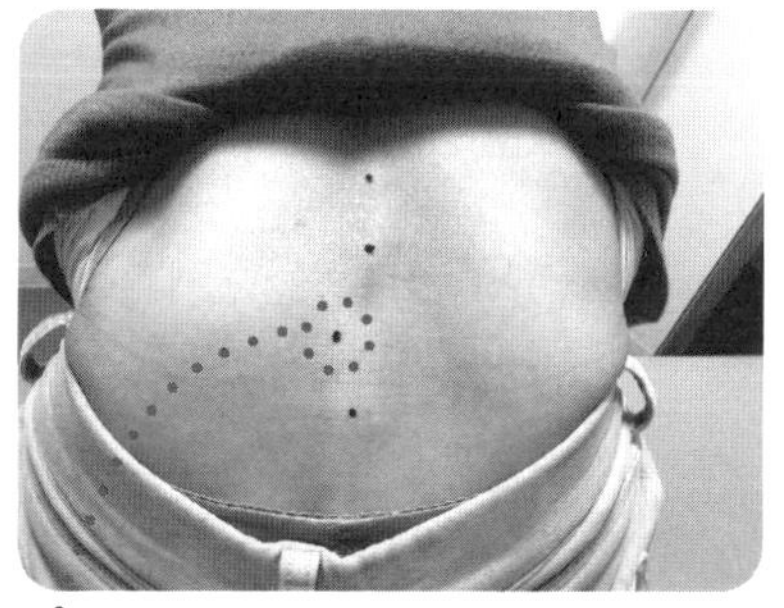

腰椎の棘突起が
少し**左**にねじれている

右ねじれ

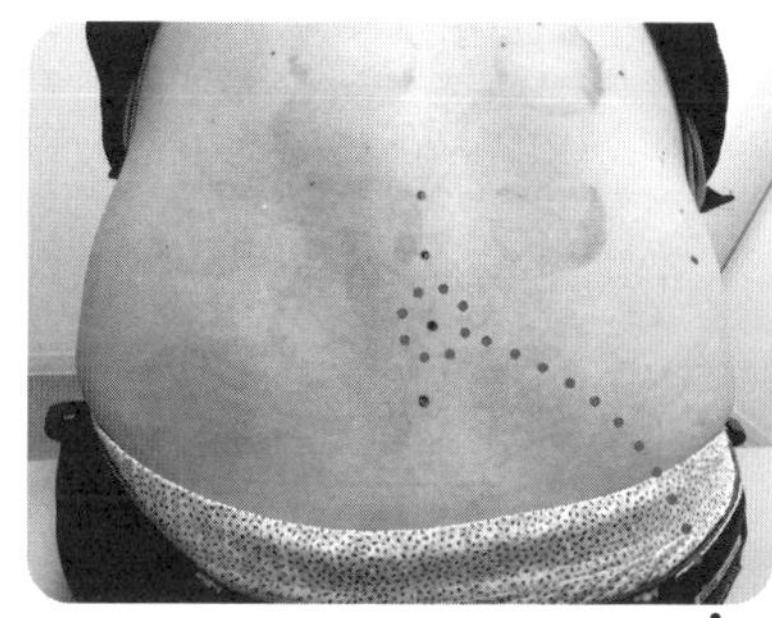

腰椎の棘突起が
少し**右**にねじれている

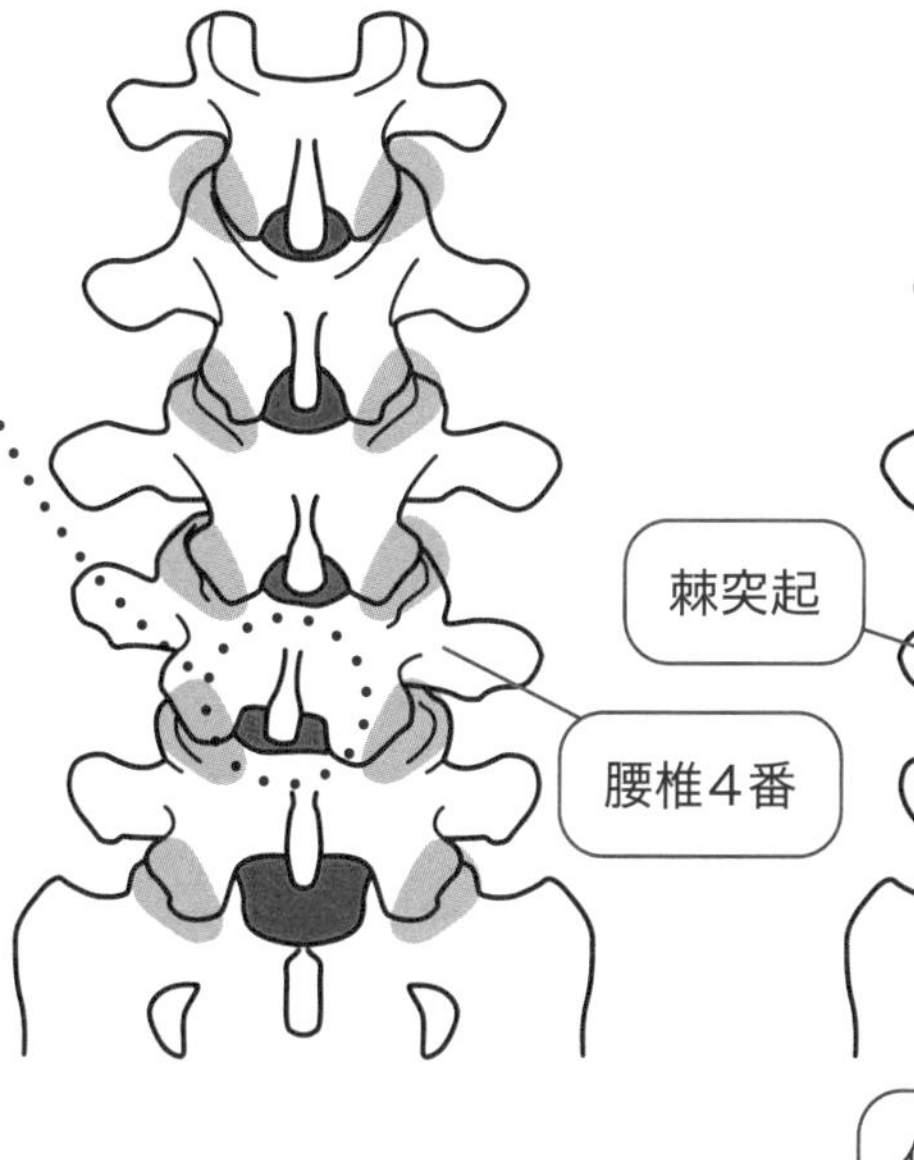

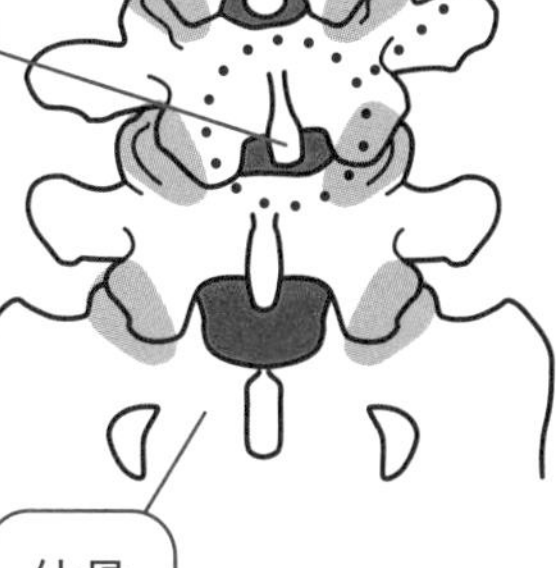

たない、ほんのわずかな回旋でレントゲンを撮っても指摘されることはありません。

特に腰椎の下のほうにある４番のねじれが多いようです。一番下の5番は、仙骨（骨盤の上方後部）の真上にあり動きが少なく、その上の腰椎４番に大きな負荷がかかります。

腰椎がねじれると同時に椎間板もねじれ、椎間板ヘルニアを発症することもあります。

腰椎はなぜねじれるの？

腰椎がねじれる大きな原因は、生活習慣にあります。顔だけ横向きにテレビを見る、横座りするなど体をひねる姿勢が習慣になっていたり、長時間のデスクワークやスマホの操作でずっと下を見続けたり、といった日常のなにげない姿勢がねじれの原因になります。

そして、ねこ背とも関係があります。ねこ背になると背骨が丸くなり、胸椎の動きが悪くなっていきます。すると体をひねる動作で胸椎がうまく使えず、腰椎に負担がかかってくるのです。それがねじれの原因になります。

ですから、**ねこ背の人のほとんどは、腰椎がねじれている**と言ってもいいでしょう。

そこでねじれを解消するストレッチをして、腰椎のねじれを治し、またねじれが再発しないように予防もしてほしいと思います（ねじれと脊柱管狭窄症の関係については、『寝ながら1分！　脊柱管狭窄症を自分で治す本』で詳しく説明していますので、興味のある方はご一読ください）。

お尻叩きで刺激を与え、腰椎のねじれを改善

ねじれ改善のストレッチでは、最初に腰椎が右か左のどちら側にねじれているかをチェックして、そのままストレッチに入ります。

あお向けに横になって、膝を立てて両足をそろえ右側、左側へと倒します。そのとき、倒しにくいほう、あるいは倒すと突っ張る感じがするほうがあれば、**倒しにくいほう、あるいは突っ張り感があるほうに腰椎がねじれている**と考えられます。例えば、両足を右側に倒しにくければ右側にねじれていると判断できます。

ストレッチは倒しにくいほうから始めます。人間の体には、悪い状態をよい状態に戻そうと復元する力があり、**「最初に悪いほう→本来矯正したいほう」の順で行ったほうがより動きがスムーズになる**からです。

ストレッチでは、膝を倒したほうと反対のお尻を手のひらで20回叩きます。あまり強く叩かないで、パンパンと音が出る程度に、イタ気持ちいい感じで大丈夫です。

このお尻叩きでは、腰椎のねじれだけではなく、前に出ていた骨盤の位置も正しい位置に戻し、腰椎への負担を軽減する効果があります。

腰椎のねじれ

寝ながらお尻をトントン叩いて、ねじれを治すストレッチ

あお向けに寝ます
膝をそろえて左右に倒してみます
よっこいしょ
どうしたニャン？
例えば、右に膝を倒すと左の腰が痛かったり突っ張ったりする場合
右の膝を、無理せず自然に倒れるところまで倒します

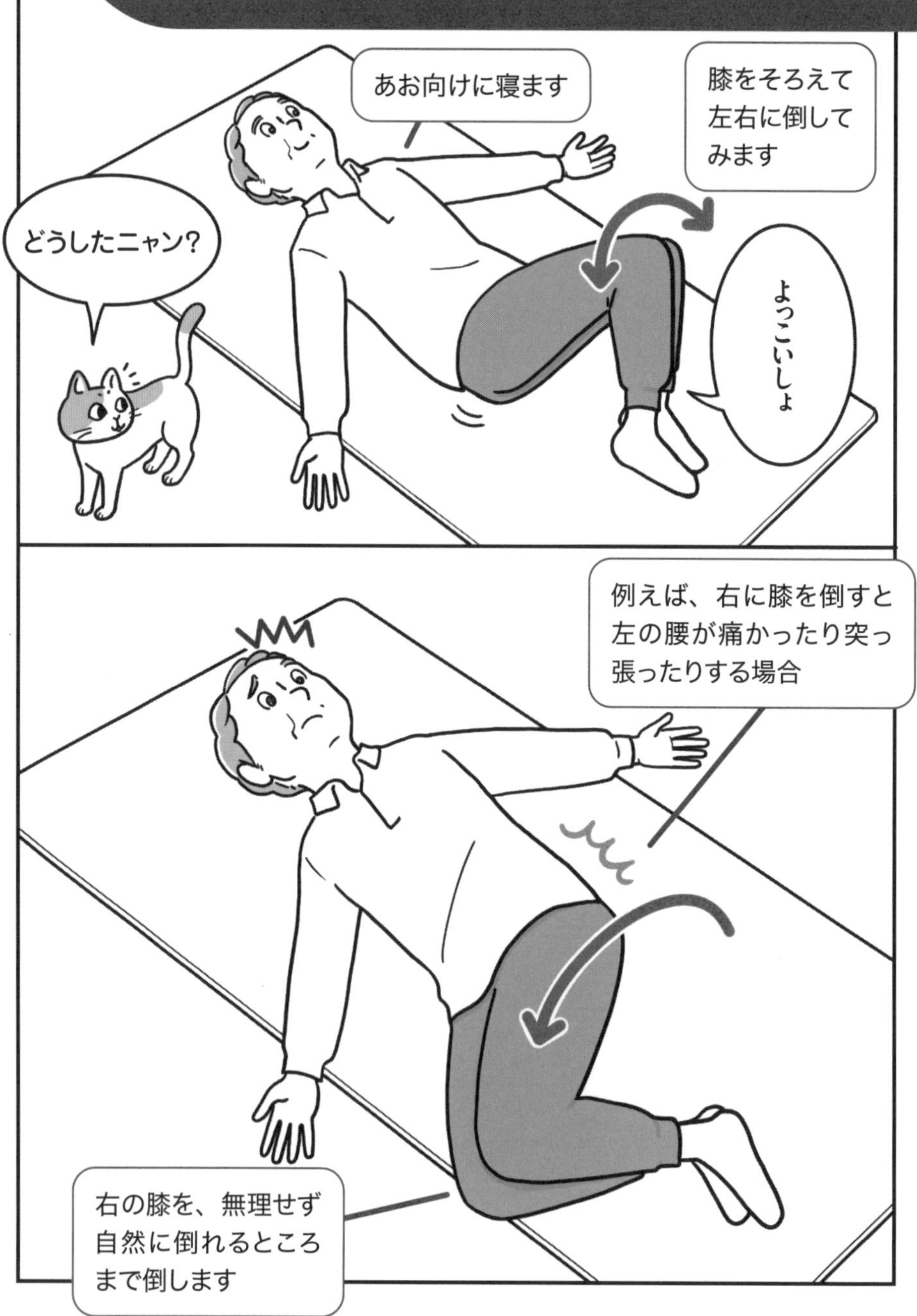

膝を倒したほうと反対のお尻を手のひらで20回トントントントン……と叩きます。イタ気持ちいい強さで
膝を倒すのが比較的ラクなほうにも、同様に行います
膝を倒しながら、反対のお尻も20回叩きます

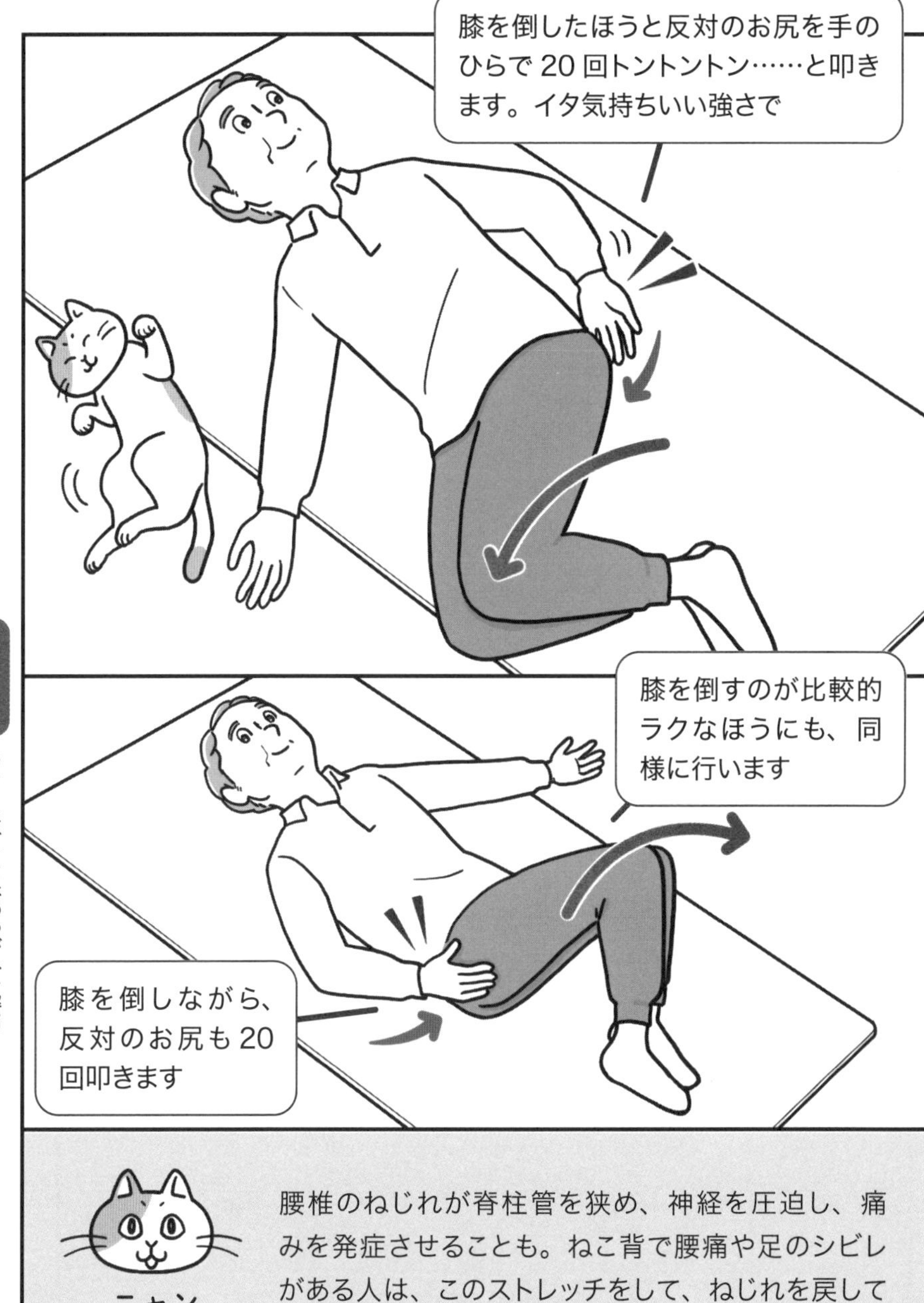

ニャン
ポイント

腰椎のねじれが脊柱管を狭め、神経を圧迫し、痛みを発症させることも。ねこ背で腰痛や足のシビレがある人は、このストレッチをして、ねじれを戻していけば痛みの緩和につながるニャン。

COLUMN 8

骨盤の「関節包」を振動させ腰椎のねじれを戻す

前ページのお尻叩きストレッチでは、叩いた振動を骨盤や腰椎の関節にある「関節包」に伝えています。関節包とは、袋のように関節を包み込み、関節を安定させたりスムーズに動かすための膜のことです。

この関節包は長時間動かさないでいると固まる性質があるため、座り姿勢などが長いと骨盤や腰椎にある関節包が固くなってしまい、関節が不安定になりスムーズに動かなくなり、腰椎のねじれが発生します。

関節包は振動刺激により柔らかくなりやすいため、お尻叩きでは、腰椎のねじれを戻すだけでなく、骨盤の位置も正しく矯正されます。

なお、関節包は優しい刺激に反応する性質があるので、お尻叩きストレッチではあまり強く叩かなくても大丈夫です。

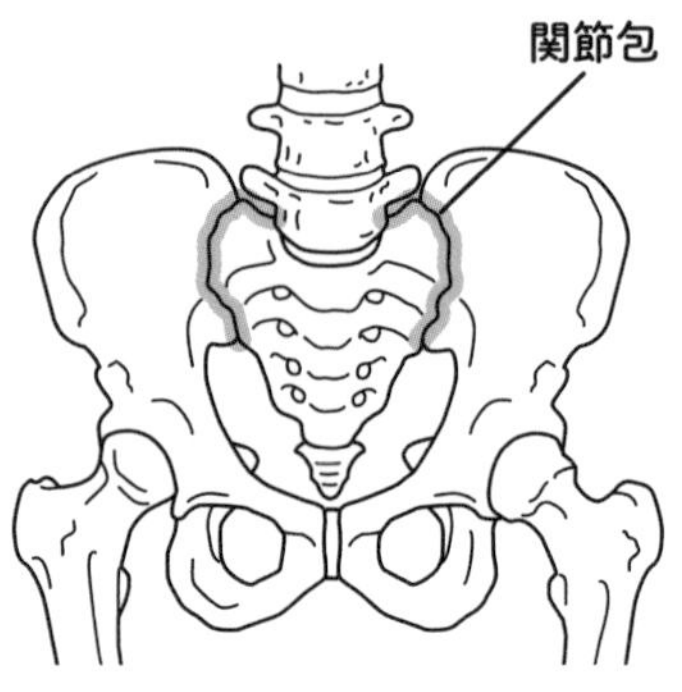

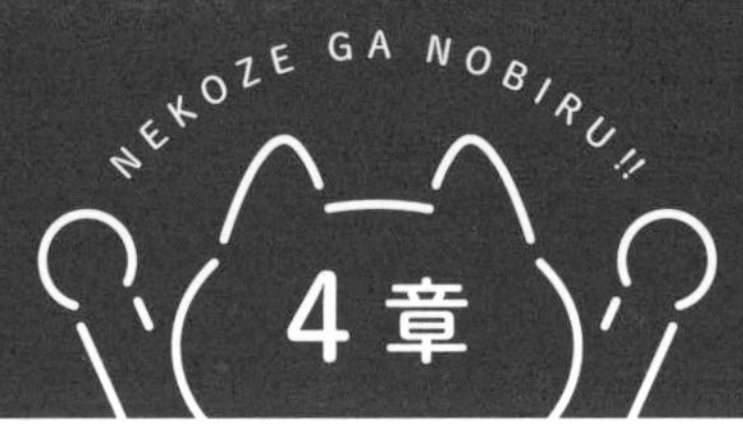

つらい
腰痛と
足のシビレを
スーッと解消！
3つの簡単ストレッチ

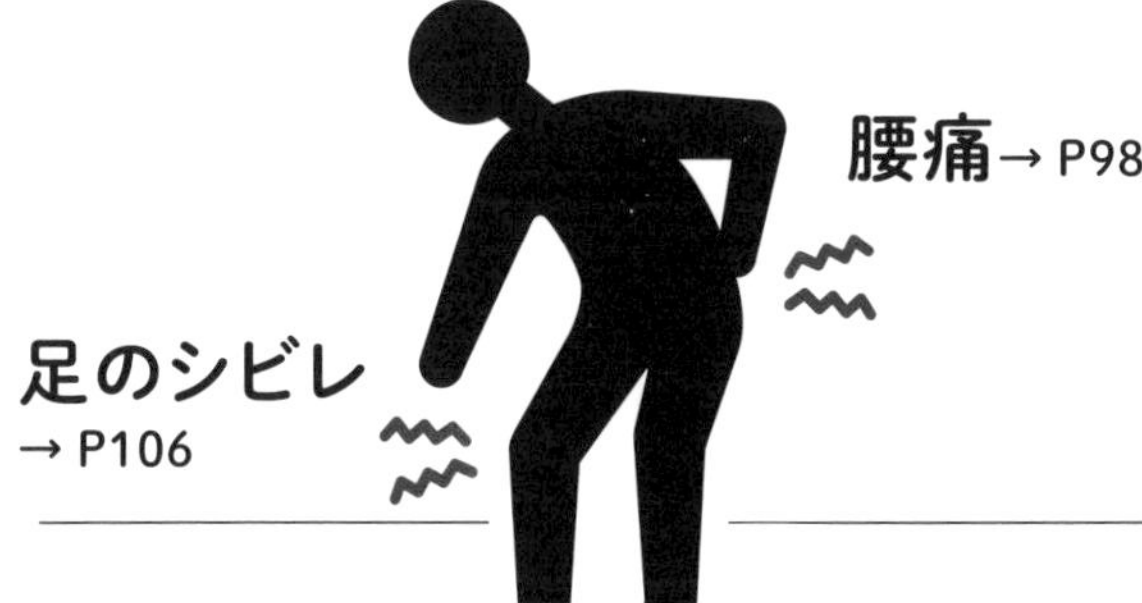

背中ねこ背や腰ねこ背の人に実は多い腰痛、足のシビレの解消法

ねこ背の中でも、特に背中ねこ背や腰ねこ背の人は、腰痛や足のシビレ症状と関係があります。

序章（23ページ）で、背中ねこ背の人は、腰痛や坐骨神経痛が多いこと、また脊柱管狭窄症や腰椎すべり症を発症し、足のシビレといった症状につながることをお話ししました。腰ねこ背の人には、背中ねこ背の腰痛や足のシビレ症状に加えて、圧迫骨折や変形性腰椎症、椎間板ヘルニアなどの症状が現れることがあります。

また、ねこ背になると胸椎の動きが悪くなり、腰椎に負担がかかり、その結果、腰椎がねじれてしまうこともあります。

腰椎のねじれは、背骨にある脊柱管内の神経を圧迫し、腰痛や足のシビレという症状を引き起こします。つまり、ねこ背を矯正し、胸椎への負担を減らし、腰椎のねじれを治すことが、腰痛や足のシビレ症状の解消につながります。

この章で紹介するのは、そんな不快な症状を緩和する3つのストレッチです。

❶脊柱の可動域を広げるストレッチ（100ページ）では胸椎の動きをよくし、腰椎の負担を軽減します。腰痛を緩和するだけでなく、腰椎のねじれの予防にもなります。

❷大腰筋ほぐし（104ページ）は硬くなった腰の筋肉をほぐし、腰の血行をよくし、腰痛を和らげます。大腰筋は歩くときに足を持ち上げる筋肉なので、動きがよくなるとわずかな段差でのつまずきや転倒の予防にもつながります。

❸足の筋膜リリース（108ページ）は、足のシビレを解消させる効果があります。筋膜とは筋肉を覆っている薄い膜のことで、筋膜同士が癒着するとシビレの原因になります。癒着した部分の筋膜をほぐし、シビレやだるさを解消します。

ただし、足のシビレについては、腰の神経が圧迫されて血流障害が起こることで、腰より下の部分にシビレとなって現れることがあります。

足のシビレを治すには、❶の脊柱の可動域を広げるストレッチや、❷の大腰筋ほぐしといった**腰痛を解消するストレッチもあわせて行うとより効果的**です。また、2章で紹介した**ねこ背矯正、腰椎のねじれ**（92ページ）**などの痛みの根本的な原因を治すストレッチも忘れずに**行ってください。

脊柱の可動域を広げて背中の筋肉をゆるめ、腰痛を緩和する

脊柱とは背骨のことです。脊柱は頸椎、胸椎、腰椎、仙骨、尾骨と呼ばれる椎骨が積み重なってできています。脊柱や椎骨の役割は上半身を支えることで、上半身を前に曲げる、うしろに反らす、左右に回す、横に倒すという動きができます。

このような動きができるのは、連結した椎骨と椎骨が関節のように動くからです。関節が動く範囲を可動域といいます。可動域の範囲は決まっていますが、筋肉の状態によっては可動域が狭くなることがあります。

脊柱の中では頸椎はよく動く部位で可動域は前に60度、うしろに50度、左右には各50度倒せ、各60度回せます。

日常生活では首を回す動作が多いと思います。同時にうしろにある物を取ったり、後方に手を伸ばしたりするなど腰を回す動作も多いでしょう。

頸椎の可動域が広いのに対し、腰椎の回旋可動域は狭く、5～15度とされます。

胸椎から腰椎までの脊柱の可動域を広げる

そこで腰を回す際に、頼っているのが胸椎です。胸椎の可動域は30〜35度。腰を回すときには、実は胸椎を回旋させているのです。ですから、**胸椎の可動域が狭くなると腰椎に負担がかかり、腰痛を発症してしまう**ことがあります。

そして、**胸椎の可動域を狭くしている原因のひとつがねこ背**です。

ねこ背で背中が丸まっていると、胸椎から骨盤にまで広がる広背筋や背骨を支える筋肉は常に引っ張られた状態で硬くなり、胸椎の動きを制限し、可動域を狭くします。

胸椎の動きをよくするために、背中から腰にかけての筋肉である広背筋や脊柱起立筋、お尻の筋肉である大殿筋を柔らかくしましょう。すると胸椎の可動域が広がり、日常生活で腰を回すときに腰椎にかかっていた負担が軽減され、脊柱管狭窄症や坐骨神経痛などの腰痛の緩和につながります。

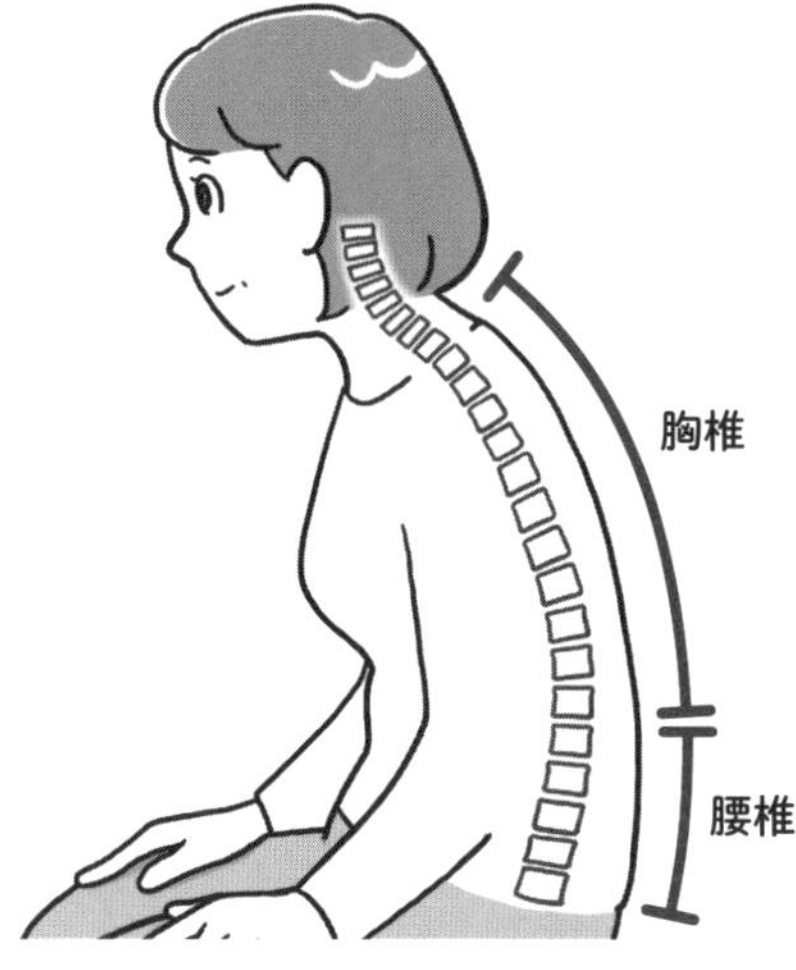

腰痛

❶脊柱の可動域を広げる寝ながらストレッチ

あお向けに寝ます
片方の腕を上げて……
伸ばしているのはココ。脇からお尻にかけて
膝を反対の手で押さえます。
手を上げた側の足をひねり、膝を曲げます。20 秒間ストレッチ
反対側も行うニャン!

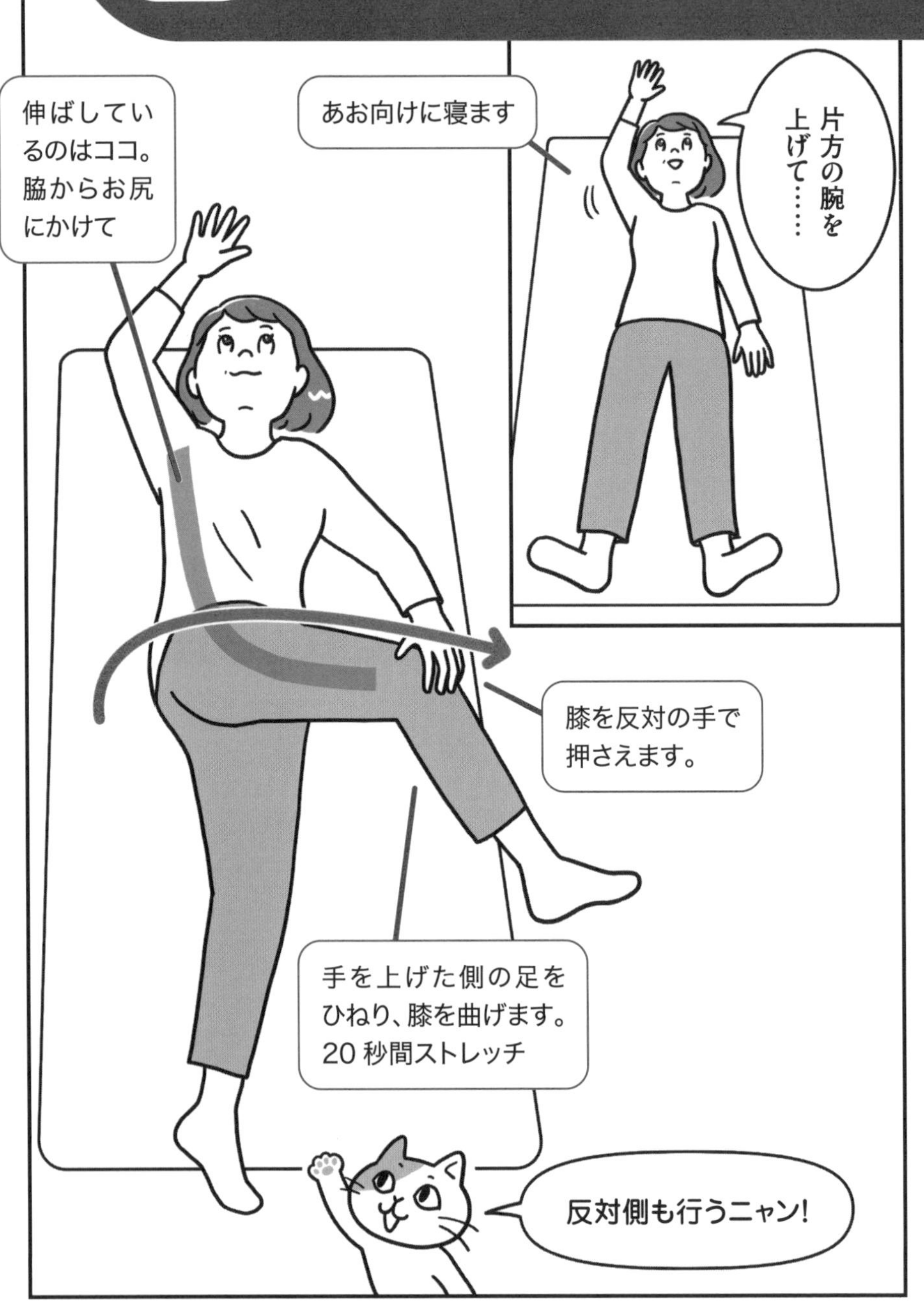

COLUMN 9

ねこ背にならない！ リュックの背負い方

荷物を持つときには体のバランスを保つという意味でも、リュックはおススメです。ショルダーバッグを使う場合には、左右交互に掛ける肩を変えるといいでしょう。

体のゆがみを予防する点でおススメはリュックですが、それでも背負い方によっては、ねこ背になる心配があります。それは肩ひもの長さに関係があります。

肩ひもを長くしてリュックを背負うと、荷物の重みで骨盤がうしろに傾き、バランスをとろうとして首や肩が前に出て背中が丸まっていきます。**体に合った肩ひもの長さは、リュックを背負ったとき、リュックの底が腰の上にくる長さです。**そしてリュックの背当ての部分と背中の間になるべく隙間ができないようにします。

また、リュックに物を入れ過ぎないことも大事です。

リュックは、ショルダーバッグなどよりも物がいっぱい入ります。そこでついつい荷物を詰め込みがちですが、**リュックが重いとうしろに倒れないように自然と前かがみになっていきます。**これも背中が丸まる原因になります。さらに重みでうしろに引っ張られるとリュックを落とさないようにと、肩を内側に丸めてしまうこともあります。**リュックを背負うときには、不要な物は入れずできるだけ身軽にして使いましょう。**

姿勢を維持する役割の大腰筋のこりをほぐす！

大腰筋は腰椎から股関節につながる筋肉です。大腰筋が硬くなると股関節をうしろに引きにくくなり、腰椎が常に前に引っ張られた状態になってしまいます。

すると、立ったり、歩いたりするときに体はバランスを取ろうとして腰を反らせます。これが反り腰の原因になります。そして反り腰になると、ますます大腰筋は縮んで硬くなってしまうのです。**ねこ背で反り腰を併発している人は大腰筋が柔軟性を失い、硬くなっているといえるでしょう。**

反り腰になると腰を反らしている筋肉が硬くなり、腰椎に負担がかかり続け、腰部脊柱管狭窄症をはじめ、さまざまな腰痛の根本原因にもなります。

また、反り腰やねこ背の人でなくても、長時間のデスクワークや運動不足の人も大腰筋がこって硬くなっている可能性があります。

大腰筋の大きな役割は姿勢の維持で、大腰筋がこると正しい姿勢が取りにくくなるのです。

次の5章では椅子に座るとき、正しい姿勢とだらんとした姿勢を交互に繰り返すことをおススメしています（114ページ）。**大腰筋が硬くなっている人は、正しい姿勢を維持できず、だらんとした姿勢の時間が長くなります。**それがねこ背の発症にもつながります。

また、大腰筋は歩くときに足を持ち上げる筋肉でもあるのでこの筋肉が衰えると、思うように足が上がらなくなります。そこで、**ちょっとした段差でつまずいたり、転びやすくなったりする危険性**も増します。

そこで腰痛を予防し、正しい姿勢を維持し、反り腰やねこ背を予防するために大腰筋のこりをほぐし、柔軟性を取り戻す「大腰筋ほぐし」をしておきましょう。

大腰筋は体の内側にあるインナーマッスルで、おへそから指4本分ほど外側にあります。ストレッチでは両膝を立て、あお向けに寝て、お腹を指で押さえます。こうして大腰筋に刺激を与え、柔らかくします。大腰筋がほぐれると腰痛の緩和だけでなく、血流がよくなり、内臓の働きも活発になります。

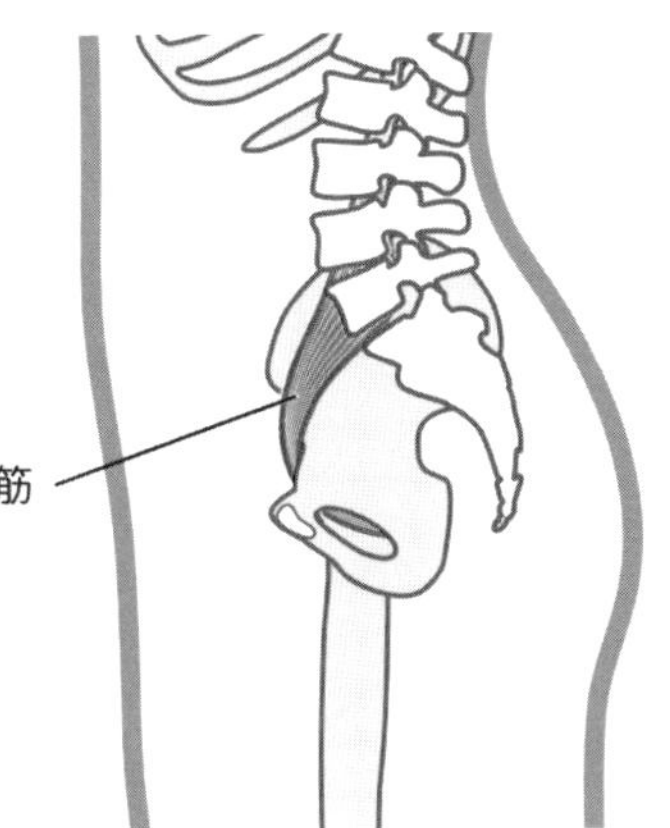

腰痛

❷腰のこりをほぐして血流をよくする「大腰筋ほぐし」

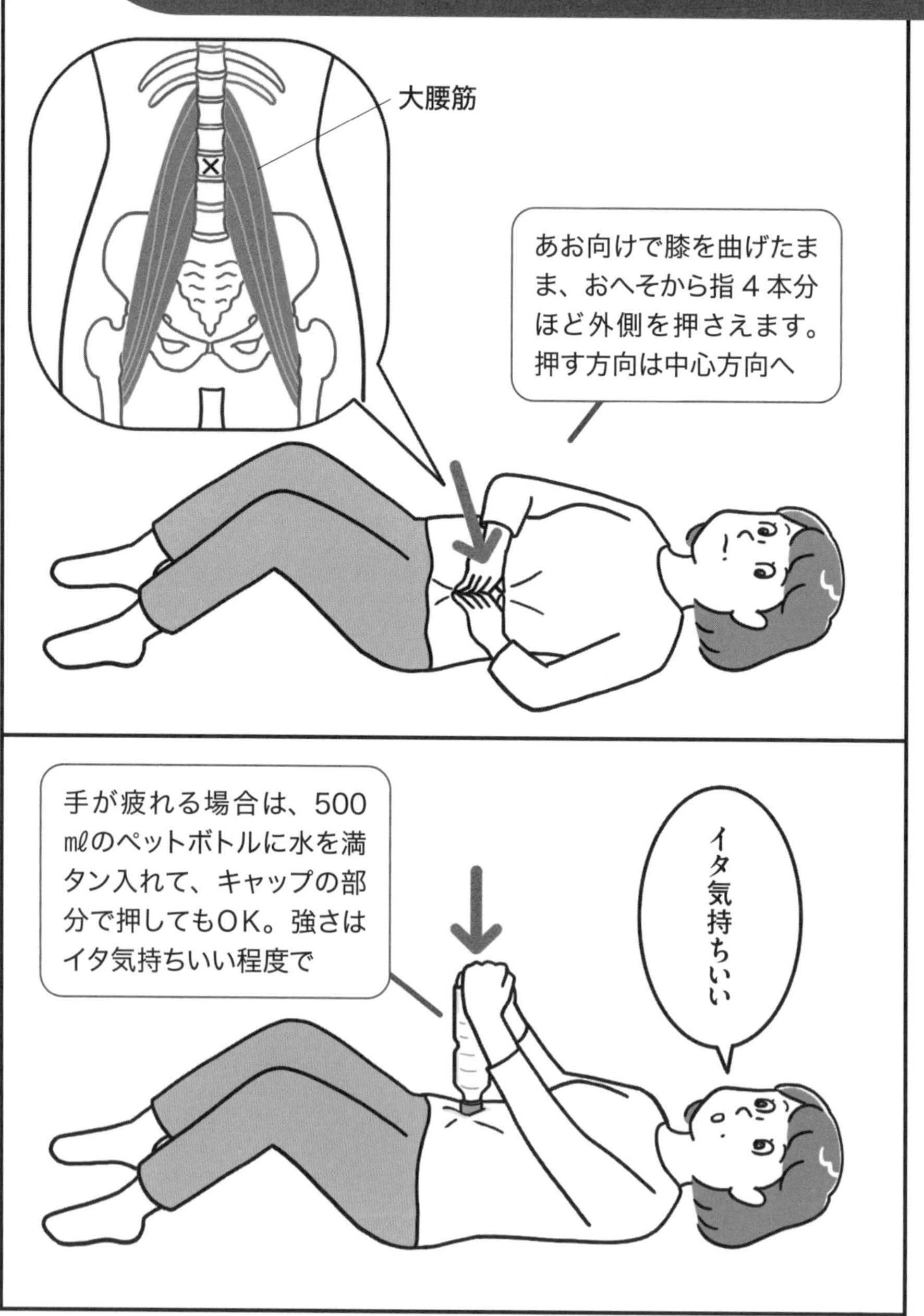

大腰筋
あお向けで膝を曲げたまま、おへそから指４本分ほど外側を押さえます。押す方向は中心方向へ
手が疲れる場合は、500㎖のペットボトルに水を満タン入れて、キャップの部分で押してもOK。強さはイタ気持ちいい程度で
イタ気持ちいい

COLUMN10

筋肉を包み込む「筋膜」とは？ 筋膜の癒着でシビレが出る理由

次ページからは、足のシビレに効く筋膜リリースを紹介します。**筋膜とは、筋肉を包みこんでいる柔らかく薄い膜**のことで、その主要成分はコラーゲンです。筋膜は体全体に張りめぐらされ、筋肉全体から内臓、血管、骨格、神経まで体を構成するすべての組織を覆っています。

筋膜は伸縮性に富んでいますが、接着剤のように癒着しやすいという特性もあります。**筋膜同士で、また隣接している筋肉や皮膚に癒着すると伸縮性が失われ硬くなります。すると筋肉も固まり、血流が悪くなるので時には痛みやシビレを招く**ことがあるのです。

足の筋膜リリースで、カンタンに癒着した筋膜をゆるめ、本来の柔軟性を取り戻していきましょう。

筋膜

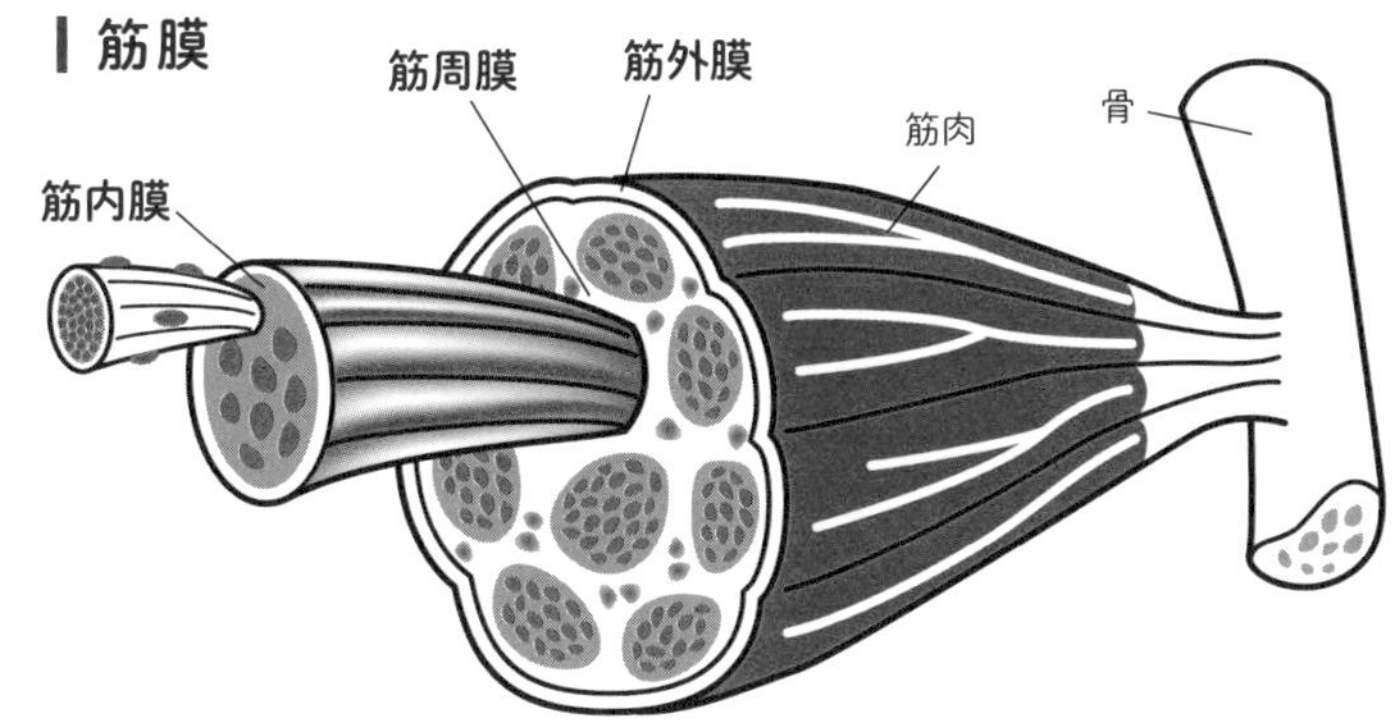

筋膜の癒着を取る「筋膜リリース」で足の血流をよくし、シビレを改善

本来、**足のシビレは、背骨のうしろを通る脊柱管内の神経が圧迫されて起こる症状**です。椎間板ヘルニア、脊柱管狭窄症、すべり症などの診断を受けることが多いでしょう。

また、梨状筋症候群というお尻の筋肉である**梨状筋が硬くなり神経のすべり（滑走性）が悪くなると足にシビレが出る**ことがあります。

ねこ背で足がしびれるという人もいるでしょう。それはねこ背で椎間板ヘルニアや脊柱管狭窄症などを併発していることが原因と考えられます。

そこで足がしびれるといった場合は、まずシビレの根本的な原因である腰椎のねじれや腰、股関節まわりの硬さを改善し、さらにねこ背も矯正しましょう。それでもまだ足がしびれるのなら、**しびれている部位そのものの筋膜が癒着して、シビレを発生させている可能性**があります（前ページのコラム参照）。

そのようなときには、**筋膜リリースをして癒着を取り除きましょう。**

足のシビレを改善する筋膜リリースでは、**シビレを感じている局所の皮膚を指でつまみ上げ、縦方向に5回、横方向に5回動かします**。すると筋膜の癒着が取れて、筋肉の血流がよくなって痛みやシビレが緩和されます。

特にシビレを感じているところがあれば、そこを重点的に行ってください。筋膜リリースをしていないほうの足と比べると、筋肉が柔らかくなってくると思います。

また、足全体に突っ張り感や重くてだるい不快感があるときにも、この筋膜リリースはおススメです。足が軽くなったと実感できるでしょう。

特に入浴後には体があたたまり柔軟になっているので、筋膜リリースの効果が出やすいと思います。

足の甲と足の裏の筋膜リリース

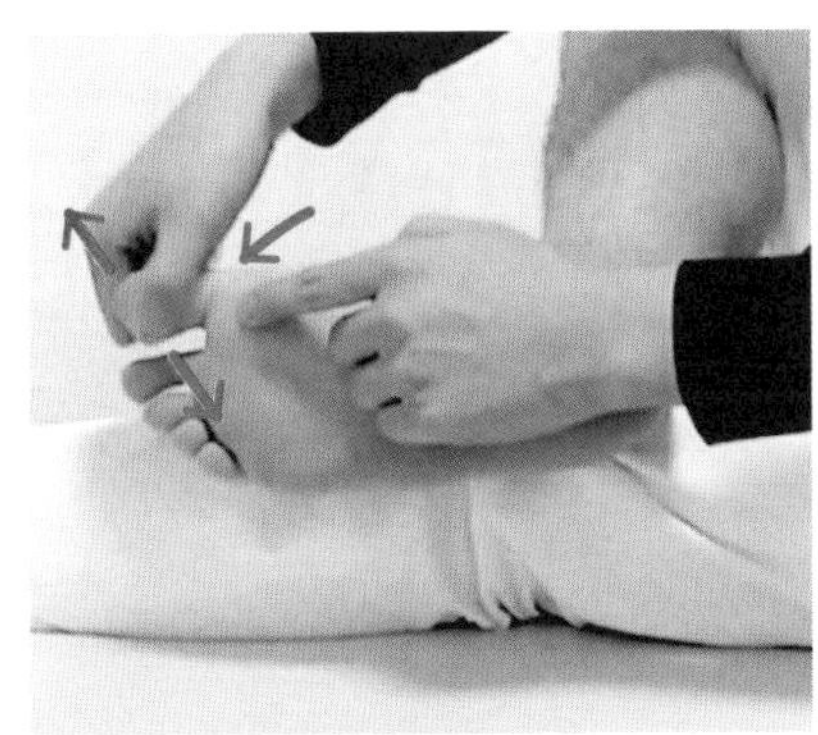

足の裏がつまみにくい場合には、
しびれているところを指圧しながら、
足の指を前後に動かします

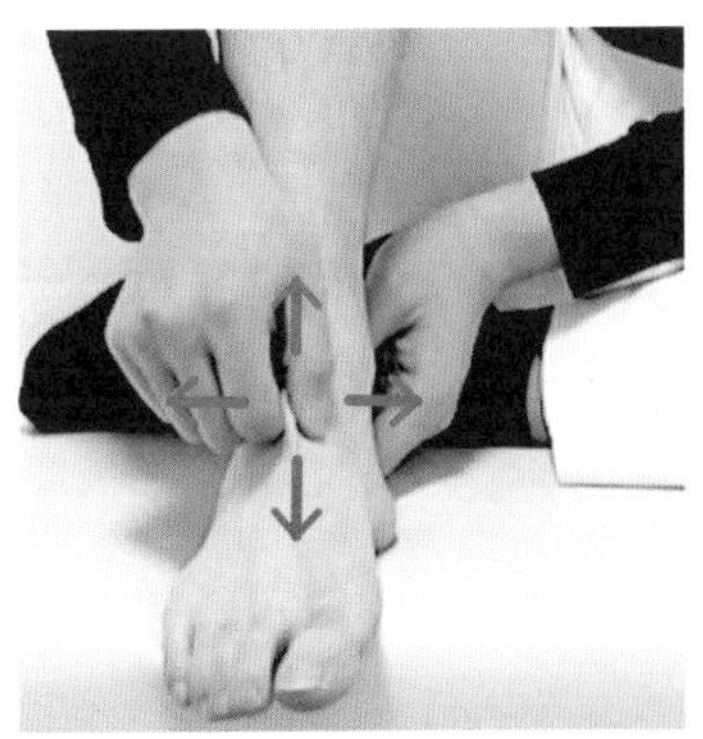

一番シビレを感じるところを指でつまんで、
縦方向と横方向に5回ずつ動かします

足の
シビレ

❸筋膜リリースで筋膜の癒着を取り血行を促進

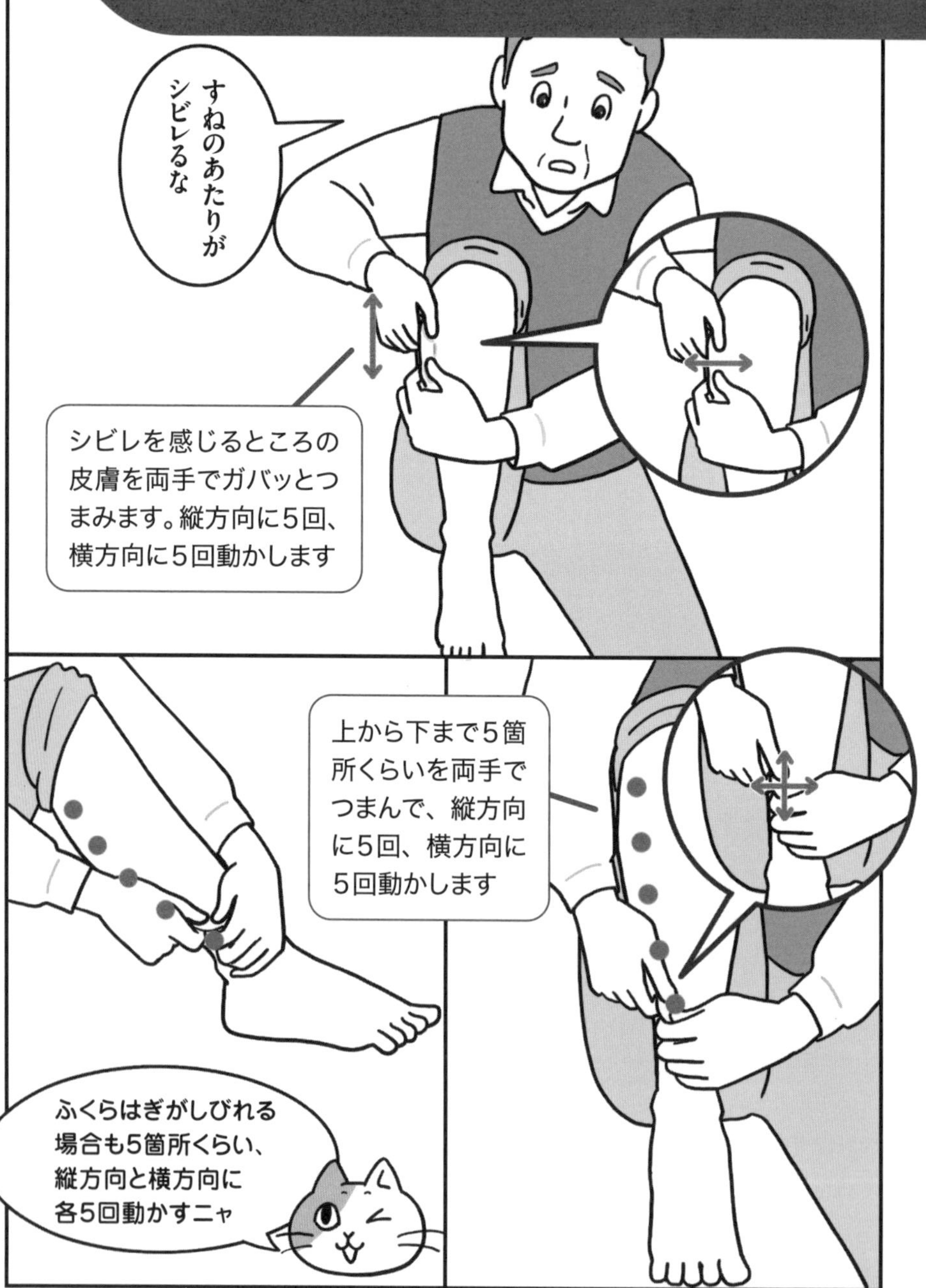

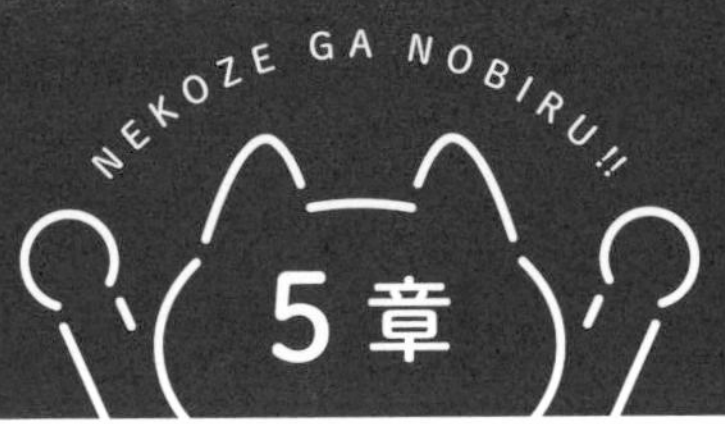

いくつになっても「背筋をシャン！」と若さを保つ健康習慣

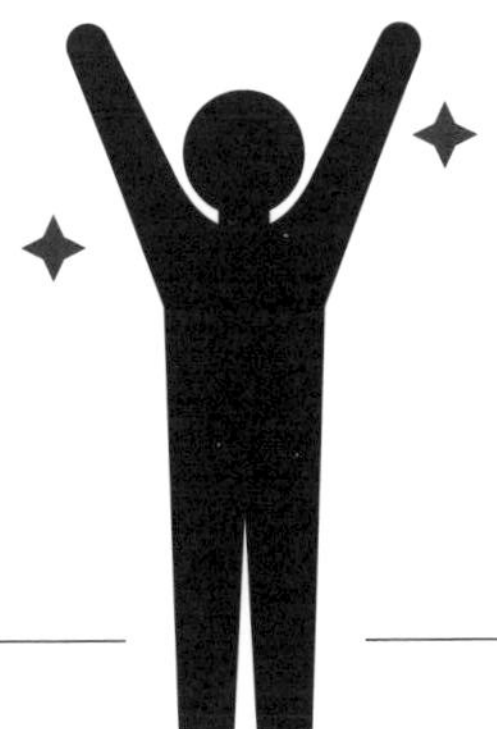

目からウロコ、ちょっと意外な生活習慣でねこ背を予防する！

ここまで、**ねこ背を発症させる「諸悪の根源は姿勢にある」**といったお話を繰り返し述べてきました。その姿勢は、生活習慣と深く関わっています。

いくらストレッチでねこ背を矯正しても、生活習慣を改めなければ、再発します。

この章で説明する、ねこ背にならない生活習慣はちょっと意外な習慣かもしれません。

まず、首ねこ背の原因になるスマホです。うつむいて長時間見る習慣がストレートネックを発症させます。そこで**スマホを見るときには寝っ転がって見ましょう。**そうして目線とスマホ画面を同じ高さにします。

背中ねこ背や腰ねこ背になる大きな原因は、座る姿勢にありました。では、ねこ背になりにくいのはどのような座り方でしょう？　ほとんどの人が「背筋を伸ばして座る姿勢」と答えるかもしれません。

でも、それは間違いです。その理由はこの章を読めば納得していただけると思います。

昼間ずっと座って仕事をしたり、テレビを見たり、家事をしたりしているのは、背骨にとって負担がかかる姿勢です。その負担を軽くするために日中も横になる時間をつくりましょう。昼に横になるなんて「だらしない」と思う人もいるでしょう。特に高齢者の中には、そう思う人が多く、なかなか横になれないようです。しかし、**背骨のためには横になる時間をつくるのは大事なこと**なのです。

横になる時間が大事という点では、眠るときの寝具選びも大事です。寝ても疲れが取れないという人は、枕やマットなどの寝具を見直してみてはいかがでしょうか。寝具の選び方のポイントは、寝返りの打ちやすさです。安眠しやすい枕の高さやマットレスの硬さについても紹介しています。

また、座っているときに腰にかかる負担は立っているときよりももっと大きくなります。どうしても床に座らなければならないときには、お尻の下にクッションを敷くなど工夫しましょう。

最後に食事の話を紹介しました。実は、ねこ背が胃腸の不調を引き起こすばかりではなく、その逆で、胃腸や肝機能の働きが悪くなるとねこ背になりやすいのです。その理由とおススメの食事の仕方についてお伝えしています。

この章では、「背筋をシャン！」と保つための生活習慣を厳選して紹介していきます。

習慣1

スマホは寝ながら見るべし

長時間のスマホ操作はストレートネックを引き起こし、さらに首ねこ背の原因にもなります。とはいえ、スマホを全く見ない生活はもはや考えられないでしょう。そこでストレートネックになりにくいスマホの見方を紹介します。

ストレートネックになるのは、ずっと下を向いている姿勢に原因があります。

そこでスマホを見るときには、寝転んで見るようにしましょう。

「寝転んでスマホを見る」なんてだらしないと抵抗感があるかもしれません。しかし、首ねこ背を予防するにはこれがいい姿勢なのです。

あお向けに寝転んで、目線の上にスマホを持ってきて操作します。ただ、この姿勢ではスマホを持っている腕がだんだん疲れてくるでしょう。そうしたら今度はうつぶせに、それで疲れてきたらまたあお向けに……寝る姿勢を交互に繰り返してスマホを見ましょう。

数分なら椅子に座ってスマホを見るのもいいのですが、椅子だと数分では終わらず、長時間になることは珍しくないでしょう。ですから、もし子どもが椅子に座ってスマホを見ていたら**「首に悪いから寝転がって見なさい」**と言ってほしいのです。

横になれないときには、なるべくスマホの画面と目線を同じ高さにしてほしいと思います。ずっとうつむいて首を突き出して見ている姿勢がストレートネックになる原因です。また、横になると背骨を休ませることにもなります。

テレビを見るときにも、テレビ画面と目線が同じ高さになることが理想的です。あるいは、**テレビ画面を少し見下ろすような位置**がいいでしょう。よくないのは目線よりも画面が上になる位置です。見上げながら背中を丸める姿勢がねこ背につながります。

スマホは寝ながら目線の上で見る

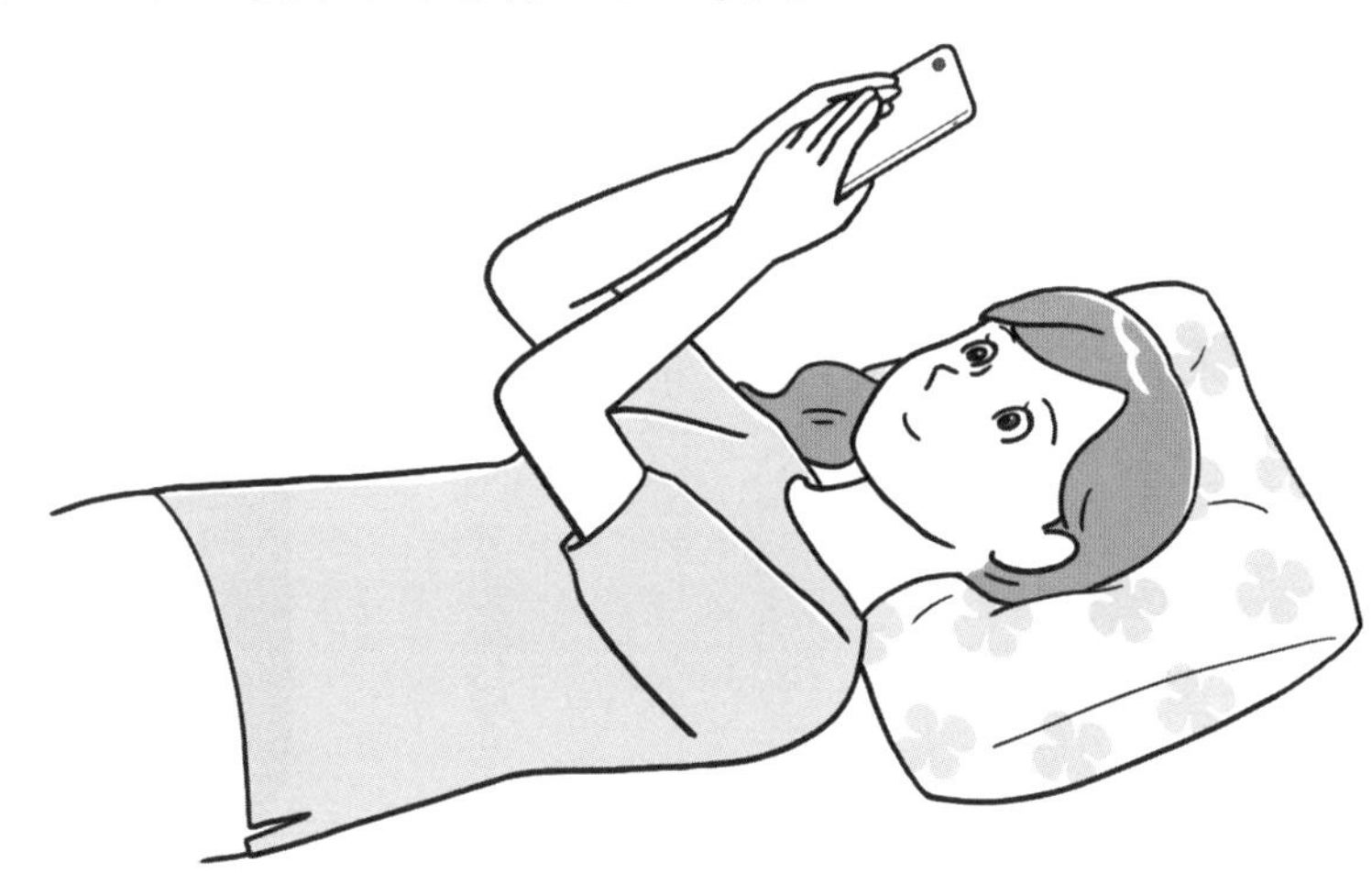

習慣2

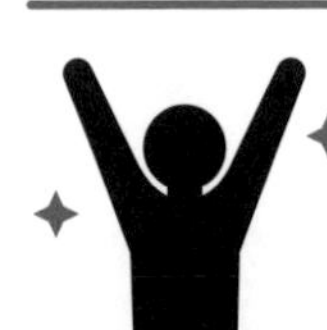

いつも背筋をシャンとして座る必要はナシ!

一般的に言われる正しい座り方とは、骨盤をしっかり立てて、背筋をまっすぐ伸ばした姿勢だと思います。これは背筋や腹筋などの筋肉を使った座り方です。

その反対が背筋を伸ばさない、だらんとした座り方です。

どちらの座り方がラクかといえば、だらんとした姿勢のほうでしょう。なぜラクかといえば、筋肉を使っていないからです。では、筋肉を使っていないのなら、どこを使っているのでしょうか?

だらんとした座り方は、靭帯を使っています。靭帯は背骨を構成している椎体と椎体を連結している組織で、背骨を曲げ伸ばしする動作を支えています。この靭帯が分厚くなると、背後から脊柱管を圧迫し、狭窄症を起こす原因になると考えられています。

靭帯を使った座り方を続けていると靭帯が常に伸びた状態で負担がかかり、脊柱管狭窄症を発症したり、椎間板や椎体にも負担がかかることから、椎間板ヘルニアを発症したり、椎体が潰れたりする原因にもなりかねません。

では、筋肉を使った正しい座り方をずっとしていればいいのかというと、そうではありません。その座り方では筋肉が疲れて硬くなり、血流が悪くなります。これが腰痛や肩こりなどの原因になることがあります。

そこで、**筋肉を使った座り方、筋肉を休ませる座り方、これを交互にしてほしい**と思います。

では、何分おきにすればいいのでしょう？

30分おきくらいがいいでしょう。しかし、ねこ背で背中が丸まっている人にとって、背骨をまっすぐに伸ばして座るのはとても疲れる姿勢です。それを30分間も続けるのは無理でしょう。ねこ背で筋肉が固まり、うまく使えなくなっているからです。

疲れたらだらんとして、足は交互に組み替える

そこで正しい座り方をして背中が疲れてきたと思ったら、だらんとした姿勢にしてください。30分にこだわらず、5分でも、15分でもかまいません。疲れたら、だらんとして筋肉を休ませ、休んだら、また背中を伸ばす……これを交互にしましょう。ただ、最終的に30分間くらい続けられるように5分ずつ、背中を伸ばす時間を増やしていってください。

正しい姿勢で座るのは背中の筋肉を鍛える軽いトレーニング、いわゆる筋トレだと思いましょう。そう思って、正しい姿勢でいる時間を徐々に増やすと、最終的には30分間、背筋が伸びたシャンとした姿勢が取れるようになります。

そうなっても、座りっぱなしはよくありません。**できれば30分間に一度は立ち上がって一休み**してほしいです。

だらんとした姿勢を取るときに、足を組んだりする人もいると思います。足を組むと体がゆがみ、筋肉のバランスが崩れるから、よくないという意見があります。

私は**足を組んでもいいと思いますが、その際は5分ごとに組み替え**ましょう。そうすると筋肉にかかる負担が分散できるからです。

長時間の会議でずっと座っていなければならないとき、姿勢をよくして全然動かない人と、足を組んだりもぞもぞ動いたりする人がいたとします。

どちらの人に体の痛みが出やすいかというと、姿勢をよくして動かない人です。ずっと筋肉を酷使し続けているからです。一方、**もぞもぞと落ち着きのない人は、筋肉の負担を動くことで分散**させています。そこで痛みが出にくいのです。正しい姿勢は取ったほうがいいのですが、疲れてきたらだらんとして、足を組んだらずっと組みっぱなしではなく、足を組み替えましょう。

疲れたらだらんと座る、休んだらまた背中を伸ばす

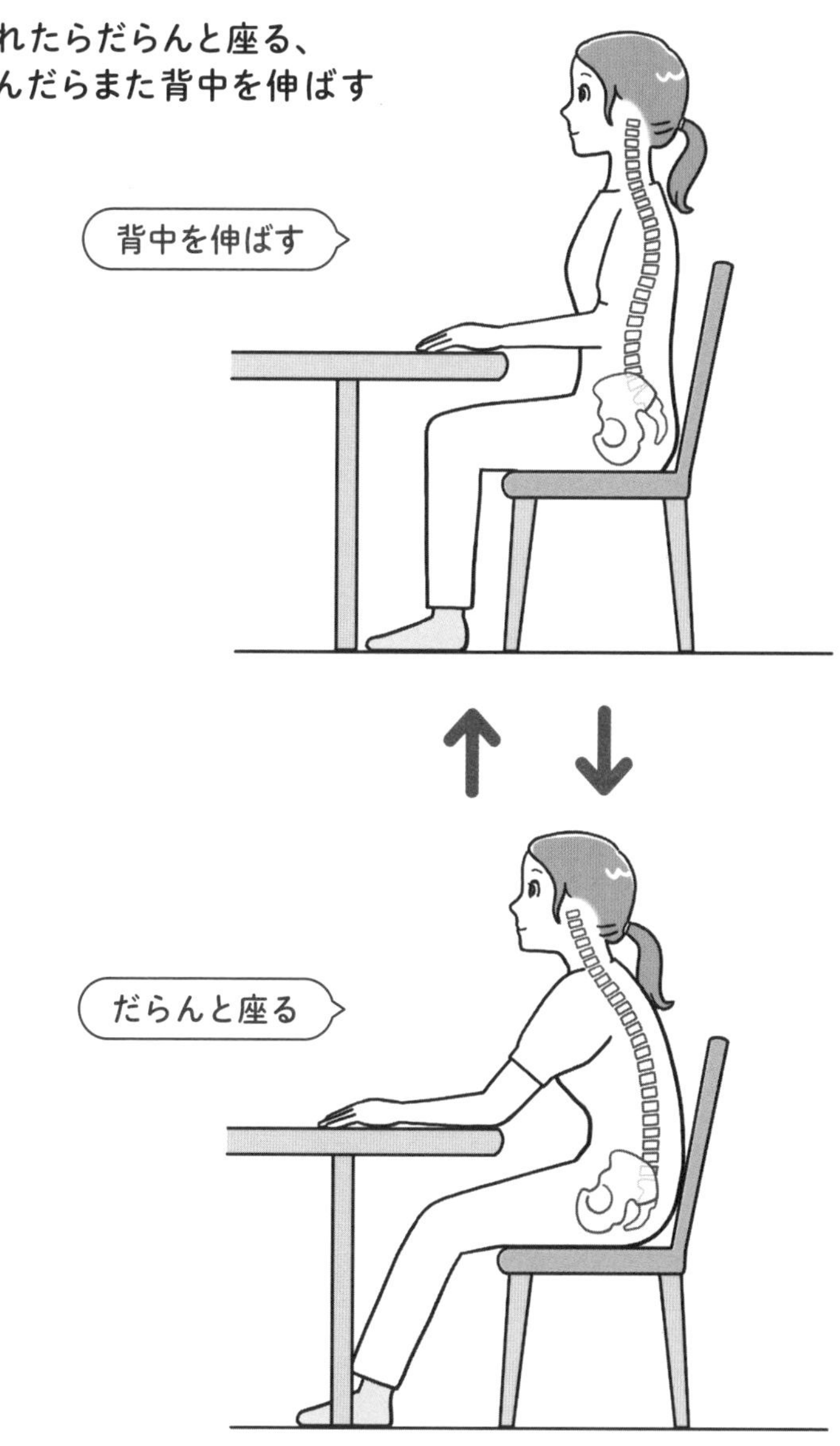

習慣3

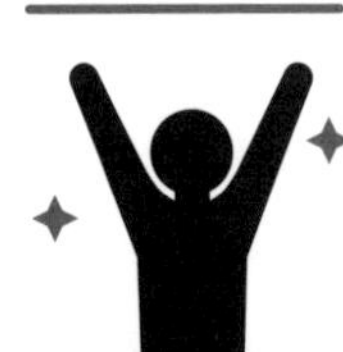

夜寝るとき以外に横になる時間が大事！

家にいるときでも、仕事の合間でも、横になれる場所と環境があれば、昼間は横になる時間をつくってほしいと思います。横になるというのは、あお向けに寝るということです。

1日の中で夜寝るとき以外に、横になる時間をつくるのはすごく大事です。**横になると頭を支え、まっすぐに立っている背骨と腰の負担を解消し、筋肉を休ませることができる**からです。

ねこ背の人が、背中を丸めて、昼間に何時間も座りっぱなしだと、背骨にも腰にも大きな負担がかかり続けます。すると肩こりや背中、腰の痛みの原因になりかねません。

70歳以上の患者さんで、腰痛や坐骨神経痛がなかなかよくならない人たちに話を聞くと、子どものころに親から「昼間から横になるな」と言われて育ったという方がかなりいます。

その影響があるのかもしれませんが、高齢者の中には昼間に横になるのはだらしなく、いけないことだと思い込んでいる人が多いのです。

ときどき、こんな相談を受けることがあります。

「80歳になる背中が丸まった親が、腰が痛いと言うのですが、家でカンタンにできて、腰痛を和らげるいい方法はありますか？」

私は真っ先に「それなら昼間、横になってあお向けで背中を伸ばすだけでも、痛みは全然違いますよ」とアドバイスするのですが、そう言われても、筋肉を休ませる必要がある高齢の方ほどなかなか横になれないようです。

そこで、2章で紹介したペットボトルのストレッチを兼ねて、昼間、横になってはどうでしょう。

・首ねこ背　……52ページ
・背中ねこ背……72ページ
・腰ねこ背　……78ページ

横になるのはだらしないから、座っていたいと思っている人も、ストレッチの一環ならば抵抗感なしに横になれるのではありませんか？

腰痛緩和のためにも、ずっと座っていないであお向けに寝る時間をつくってください。

習慣4

枕やマットは寝返りのしやすさで選ぶべし

「どのような枕やマットレスを選べば、体にいいの？」という質問をよく受けます。

答えは「寝返りの打ちやすさ」です。

それは、体にとって寝返りがとても大切だからです。睡眠は脳や体の疲労回復に必要ですが、寝返りを打たないと体の疲労が取れにくくなります。また、同じ姿勢で長時間寝ていると腰に負担がかかり続けます。そして血流が悪くなり、筋肉がこって、痛みが出ることがあります。ですから、寝返りの打ちやすい寝具を選ぶことは大事なのです。

枕には、首とマットや敷き布団との間にできる隙間（人によって異なりますがだいたい1～6㎝）**を埋め、首や肩への負担を減らすという役割**があります。

この隙間に合わない高さの枕で寝ると、呼吸がしにくくなり、

首と背筋がまっすぐになる枕の高さが理想

安眠できない原因のひとつになります。そこで、枕はこの隙間を埋める高さがあり、少し硬め。寝返りを打って、**横を向いたときに首と背筋がまっすぐになり、鼻筋のラインが胸の真ん中にくる高さ**が、理想的とされています。

あまり、低すぎる枕では横向きになると、首や肩が痛くなるおそれがあります。また、枕はできるだけ平らなものが寝返りしやすいと思います。枕の真ん中が低くて、両端が盛り上がっているような枕や、頭頂部から首に向かって傾斜がついているような枕では寝返りは打ちにくいのではないでしょうか。

マットレスについては低反発か、高反発か？　どちらが肩や腰に負担をかけないのかというと――これは、どちらがいいとは一概には言えません。

脊柱管狭窄症やすべり症の人で痛みがあり、横向きでしか寝られない人には低反発をおススメすることもあります。横向きで寝たとき、高反発では肩や骨盤の側面がずっと圧迫され、負担がかかり続けてしまうからです。

しかし、**腰痛などの症状のない人には、腰や肩のためには柔らかすぎず、どちらかといえば高反発のマットレスを、布団なら柔らかすぎない布団をおススメ**します。

低反発は体を押し戻す反発力が弱いので体が沈み、寝返りが打ちにくくなります。反対に、高反発マットレスは体を押し戻す反発力が強いため、スムーズな寝返りができます。

習慣5

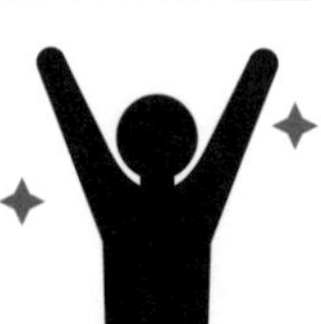

基本、床に座るのはNGだけれど……

床に座るのは、できれば避けてほしい生活習慣です。正座をすれば腰が伸びるのですが、長時間の正座はなかなかできないと思います。最初は正座をしていても、疲れてきて横座りになってしまい、そのまま長時間が経ってしまうのはよくあることでしょう。

横座りをすると骨盤が左右のどちらかに偏り、背中は丸まりやすくなります。また、足と足との間にお尻を落として座る「ペタンコ座り」もアゴが突き出て背中が丸くなりがちです。あぐらも上半身が前傾しがちで、ねこ背の原因になりやすい姿勢です。

なかでもよくないのは、テレビを見るときの姿勢です。

たいていの家庭ではテレビはテレビボードの上に載せていると思います。床に座ってボードの上のテレビを見ると自分の目線よりもテレビ画面のほうが上にきます。すると顔を上げて画面を見るので、アゴが上がり、背中を丸める姿勢になります。これが習慣化するとねこ背の原因になってしまいます。

テレビに限らず、長時間、何かを見るときに、**自分の目線より上のものを見続けるのはよくありません。**

このような理由から、床に座るのは避けてほしいのですが、どうしても床に座りたい人や住宅事情などで床に座る生活が中心になる人がいると思います。

そういうときには、**バスタオルやクッションを使いましょう。**

正座をするときはバスタオルをたたみ、お尻の下に敷きます。あぐらをかくときにもバスタオルやクッションをお尻の下に敷きます。こうすると、お尻の位置が上がり、骨盤が立てやすくなります。

基本的には床に座るのはやめてほしいのですが、どうしても座る必要があれば、ひと工夫してほしいと思います。

そもそも、**座る姿勢は立っている姿勢よりも腰には負荷がかかる**のです。座るとラクだと感じるのは両脚に負荷がかからなくなるからです。

では、立っているとき足にかかっていた負荷はどこにいったのでしょう?

答えは腰椎です。立ったときに腰椎にかかる負荷を100とすると、座ったときには140もの負荷がかかるとされます。

椅子にせよ、床に座るにせよ、座位は腰に負荷がかかる姿勢と覚えておいてください。

習慣6

腹八分目の〝ながら食い〟で和食がおススメ

序章では、ねこ背で背中が丸まると内臓を圧迫して、胃腸の不調を引き起こすとお話ししました。

実は、その逆もあります。

食べ過ぎや飲み過ぎ、過度なダイエットなどが原因で**胃腸や肝臓の働きが悪くなると、それがねこ背の発症につながる**ケースがあるのです。

胃腸の働きが悪くなると胃もたれや胃痛、便秘や下痢といった、さまざまなお腹のトラブルが起こります。また肝機能が低下すると、倦怠感やだるさ、疲れが取れないなどの症状が発症します。

では、そのような不調が出るとなぜ、ねこ背を発症するのでしょう？

人は、弱い部分があると自然とそこをかばうような姿勢をとりがちです。胃の痛みや違和感があると、不快な症状を和らげようとお腹を押さえ、背中を丸めた姿勢になります。

また、肝機能の低下で疲れやだるさを感じていると、背筋を伸ばした姿勢がとりづらくなり、自然とだらんとした姿勢が多くなるはずです。

背中を丸めたり、だらんとした姿勢をとったりという悪い姿勢が常態化すると、徐々にねこ背になっていきます。

ですから、**日頃から胃腸や肝臓に負担をかけない食事**をして、内臓の働きをよくしておくことが大切です。

胃腸への負担を減らすには食べ過ぎないよう、〝**腹八分目**〟を意識して、早食いはせずにゆっくり食べるようにしてください。早食いをするとなかなか満腹感が得られず、ついつい食べ過ぎてしまいます。

ゆっくり食べたほうが少量でも満腹と感じられ、食べ過ぎを防げます。ゆっくりと食事するには、テレビを見ながら、会話を楽しみながらなど、いわゆる〝**ながら食い**〟をおススメします。

肝機能を正常に保つには、肝細胞の回復を促すタウリンという物質を多く含んだ食物を取るようにしましょう。**タウリンは貝類や青魚、大豆など**に豊富に含まれています。

胃腸や肝臓の不調を予防するには、脂っこいメニューは避けたほうがいいでしょう。**和食を中心として栄養バランスのよい食事**を心がけてください。

おわりに

ねこ背を発症する根本原因は、長年の悪い姿勢といってもいいでしょう。スマホやテレビを見るとき、デスクワークをするとき、調理をするとき、背中を丸めてうつむき続ける、そんな姿勢がねこ背を引き起こすのです。

ですから、ねこ背は手術や投薬で治療する病気ではありません。

治すのは自分自身です。悪い姿勢で固まった筋肉をほぐし、衰えた筋力を回復する、そして生活習慣を改めれば改善します。本書で紹介したストレッチや筋力トレーニングを毎日、コツコツと続けてください。1カ月くらいで徐々に背中がまっすぐに伸びていくはずです。それにしたがって、ねこ背が原因だった首や肩のこり、腰痛や足のシビレも和らいでいくと思います。

とはいえ、痛みやシビレなど、つらい症状が本当に解消するのかと不安に思うかもしれません。そんな不安を解消し、ストレッチを続ける励みになればと、私の整体院では、痛みが緩和した患者さんに体験談を寄せてもらっています。少し紹介しましょう。

「教えてもらった簡単な体操で、姿勢がだんだんよくなり、腰痛のだるさはなくなりました。慢性的な首・肩こりがラクになりつつあります」（52歳・女性）

「ねこ背で年より老けて見られ、腰も重く突っ張っていました。体操を続けると、ほかの人から姿勢がよくなったと言われました」（58歳・女性）

「デスクワークで腰痛がひどくなりました。姿勢が悪いという自覚があり、根本的な治療がしたいと思いました。目に見えてお尻と足がスッキリしました」（24歳・女性）

希望をもてると、人は奇跡のような回復を見せることがあります。これは、私が多くの患者さんの施術を行ってきて実感したことです。

今、ねこ背や体の不調に悩んでいても、必ずよくなると信じて続けてください。背中がスーッと伸びた若々しい姿勢で、健やかな毎日がきっと過ごせるようになるはずです。

白井天道

白井天道（しらいてんどう）
西住之江整体院院長

◎YouTubeチャンネル「脊柱管狭窄症・すべり症の専門家てんどう先生」を運営し、登録者数が10万人超えの人気整体師。鍼灸師。
◎自身の体験（ぎっくり腰による坐骨神経痛）から、腰痛・足のシビレに悩む人の治療に特化。「脊柱管狭窄症」「椎間板ヘルニア」「腰椎すべり症」など、のべ10万人の腰椎疾患の改善に尽力する。同時に、腰以外の痛みや不調も解消する施術を行い、好評を博す。
◎親子２代にわたる35年の臨床経験を活かして「白井メソッド」を開発。薬や注射も効果がない痛み・シビレを劇的に改善させて、手術の必要もなくなる技術力の高さから、喜びの口コミ・直筆の体験談が800件あまり寄せられる。
◎中国・上海医科大学の研修で本場の鍼灸を学ぶ。また指圧、気功、日本古来の整体への造詣も深く、独自の治療法を開発している。
著書に、『寝ながら１分！ からだの痛みを自分で治す本』『タイプ別診断で寝ながら治す脊柱管狭窄症』『寝ながら１分！ 脊柱管狭窄症を自分で治す本』（以上、小社刊）、『すべり症を自分で治す本』（自由国民社）がある。

寝（ね）**ながら1分**（ぷん）**！**
ねこ背（ぜ）**がスーッと伸**（の）**びる本**（ほん）

2023年 6 月 8 日　初版第１刷発行

著者　白井天道
発行者　小川 淳
発行　SBクリエイティブ株式会社
〒106-0032 東京都港区六本木2-4-5
電話 03-5549-1201（営業部）

執筆協力　小川美千子
デザイン　あんバターオフィス
イラスト　福場さおり
作図　RISTA DESIGN
組版　アーティザンカンパニー株式会社
印刷・製本　日経印刷株式会社

本書をお読みになったご意見・ご感想を下記URL、または左記QRコードよりお寄せください。
https://isbn2.sbcr.jp/19909/

◎落丁本、乱丁本は小社営業部にてお取り替えいたします。
◎定価はカバーに記載されております。
◎本書の内容に関するご質問等は、小社学芸書籍編集部まで必ず書面にてご連絡いただきますようお願いいたします。

Printed in Japan　ISBN 978-4-8156-1990-9